知りたいことがよく分かる

整形外科Q&Aハンドブック

井尻整形外科院長
井尻慎一郎

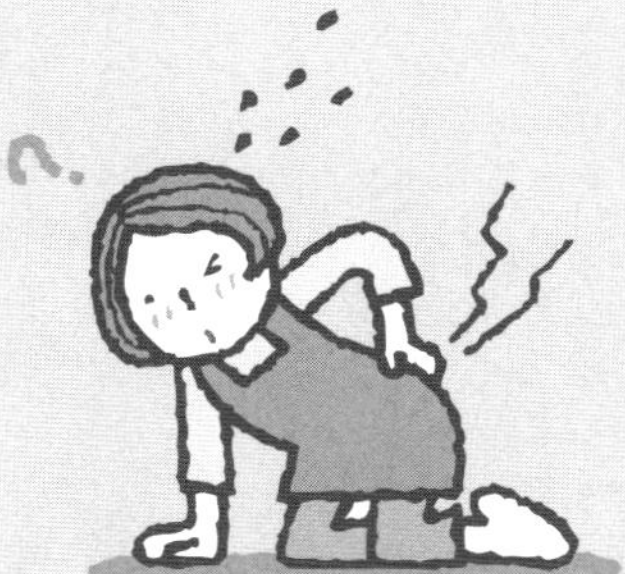

創元社

装丁・組版　寺村隆史
イラスト　石田尊司

はじめに

日々、たくさんの患者さんと接していると、さまざまな質問を受けます。すぐに答えられる質問もありますが、中には「ぎっくり腰の時は冷やす方がよいのか温める方がよいのでしょうか？」といった、すぐには答えにくい鋭い質問もあります。

すべての患者さんの疑問に答えることはできなくても、できるだけ答えを見つけて疑問を解いてあげたい、その思いが今回の本を書くきっかけになりました。そのため、患者さんだけからでなく、広く一般の方からも整形外科に関する質問を時間をかけて集め、バランスを考えてセレクトしたつもりです。それらの質問にできるだけ簡潔に分かりやすく説明したのが本書です。

幸いに、私のこれまでの著書3冊は、多くの方からご評価を頂きました。1冊目の『曲がる腰にもワケがある』は、いわば整形外科の総論的な内容、2冊目の『痛いところから分かる骨・関節・神経の逆引診断事典』は各論的な内容、3冊目の『腰痛はガンでなければ怖くない』は腰痛の内容でした。今回の4冊目はそれらの3冊を踏まえ、その後の医療の進展を反映させたもので、どの質問・疑問から読んでもよいような、便利な内容になっていると自負しています。

もちろん初めから読むのも、またぺらぺらと目次をめくっていただき、興味のある項目から読むのも自由です。皆様方の骨と神経と関節の健康のお役に立てば幸甚です。

凡例

一、本書の性格上、細かい説明を省略した病名・症状などについては、井尻慎一郎著『痛いところから分かる骨・関節・神経の逆引診断事典』（創元社）を参照して下さい。

一、「坐骨神経痛」や「頚椎」など、病名や組織名は原則として、『整形外科用語集第七版』（南江堂）にならいました。

一、整形外科では、「下肢」「脚」「足」を使い分け、「足」は足関節より先の部分を意味しますが、本書では、原則として、太ももからつま先までの範囲を示す、一般的な意味で「足」を用いています。

整形外科Q＆Aハンドブック　目次

［骨に関する質問や疑問］

［関節に関する質問や疑問］

［神経に関する質問や疑問］

［筋肉に関する質問や疑問］

［薬に関する質問や疑問］

［リハビリに関する質問や疑問］

［注射に関する質問や疑問］

［装具や杖に関する質問や疑問］

［手術に関する質問や疑問］

［個々の病気についての質問や疑問］

よく聞かれる一般的な質問や疑問

Q1 ケガをしたときは、冷やした方がよいのですか？ 温めた方がよいのですか？

打撲や捻挫などのケガの場合、最初は腫れて内出血をし、炎症を起こしている状態なので冷やします。この状態は病気やケガの「急性」「慢性」のなかで「急性」の状態です。最初に適度に冷やした方が後の痛みや腫れが少なくなります。しかし、氷を直接患部に当て続け冷やしすぎるのは凍傷になる危険もありよくありません。氷水を入れた袋や、冷たい水で濡らしたタオルなどで冷やしましょう。冷やす時間はケガの程度で様々ですが、目安として、10分~20分冷やしては冷やしすぎを防ぐために30分~40分冷やさない時間を作ります。これをしばらく繰り返します。

ケガをして丸1日から2日くらいで内出血も止まり、腫れもピークに達するので、これ以降は温めてむしろ血行をよくし、組織の活性と再生をうながします。組織に酸素や栄養を補給し、老廃物を捨てるためには血行がとても大切なのです。どのくらい冷やして温めるかは、ケガの程度や部位などにもよりますが、普通は「最初は冷やして後に温める」と覚えてください。

冷やすべきか温めるべきかの目安には、風呂に入り患部を暖めた時、ズキズキ痛む場合はまだ急性期で冷やすべきであり、患部が気持ちよくなれば急性期を過ぎているので温める頃合いと判断する方法もあります。

ケガをした時には、「最初は冷やし、その後は適当な時期から温める」のが正しい対処法です。後で述べますが、温めながら適度な運動・ストレッチを行うことも大切です。

Q2 ぎっくり腰になったのですが、冷やした方がよいのですか？ 温めた方がよいのですか？

「ぎっくり腰」とは医学用語ではありません。腰のどこかの部分が急に捻挫したり亀裂が入ったりする急性の腰痛に対して、一般の人が使う言葉です。それゆえ、痛む場所が筋肉のこともあれば、関節や椎間板や神経が痛むこともあります。ケガであれば、最初は冷やすのが原則ですが、ぎっくり腰の場合は冷やした方がよい場合と温めた方がよい場合があるので注意が必要です。

腰を打撲した場合などのように、腰の皮膚の下の組織や浅い部分にある筋肉がケガをして炎症を起こしている場合は、ケガと同じで最初は冷やすのが原則です。これに対して、腰の奥の方にある椎間関節とよばれる関節を捻挫したり、そのさらに奥にある椎間板に亀裂が入った場合は、むしろ温めた方が痛みが早く治ることが多いのです。椎間関節や椎間板がケガをした場合は、多くのケースでその周りの筋肉が痛みのためにぎゅっと締まって縮んだ状態になっています。この筋肉が縮こまった状態が原因で、腰痛がさらにひどくなるのです。この比較的浅い部分にある腰部の筋肉を温めることによって、縮んだ筋肉をほぐし、血行をよくして筋肉性の痛みを和《やわ》らげることができるのです。つまり急性のケガによる腰痛でも、最初から温めた方がよいことがあるわけです。

冷やして気持ちがよければ冷やす方がよく、温めて気持ちがよければはじめから温める方がよいことが多いので、冷やすか温めるか、まずは自分で試してみるのも一つの方法です。

Q3 膝が痛むのですが、冷やした方がよいのですか？ 温めた方がよいのですか？

——肩・肘・手・手指・膝・足首などの関節の場合

ケガでないのに急に膝や肩などが腫れて痛むことがよくあります。原因としては使いすぎや冷えたなど色々ありますが、特に原因が思いつかないのに、朝起きたら痛い、朝なんともなかったのに夕方から痛い、ということもしばしばあります。これは、気がつかないうちに、患部が急性の炎症を起こしているのです。こういった場合は、原因をあまり追求せず、早く治療を始めた方が早く治ります。ぎっくり腰などの腰の痛みは、原因が深い場所にあることが多いのに対して、肩や手首や膝などの関節の痛みは、浅いところにあります。関節を車のエンジンのピストンや機械のギアの部分に相当すると考えれば、熱くなりすぎれば冷やす必要があります。しかし冷え切ったたままではギアの動きが悪いので、多少は温めた方がなめらかに動きます。関節も炎症でぱんぱんに腫れて熱を持って痛みが強いときは冷やした方がよいのです。反対に炎症が軽くて、腫れも痛みも少ないときは、冷やすよりは軽く温め気味の方がよいのです。

冷やして気持ちよければ冷やし気味に、温めた方が気持ちよければ温め気味にしてください。極端に冷やしたり温めたりするのはかえって組織を傷めるので厳禁です。そして慢性期には温めつつ関節を動かす体操やストレッチを徐々に増やしていくようにしてください。最初は安静でも徐々に動かして関節がなめらかに動くようにしていくことが大切です。

Q4 慢性の痛みが続いているのですが、冷やした方がよいのですか？ 温めた方がよいのですか？

急性と慢性、あるいはその間の亜急性の定義は必ずしも決まっていません。３ヶ月以上続く腰痛が「慢性」と定義されていますが、ケガの場合はせいぜい２～３日以内が急性期で１～２週以後を慢性期と考えればよいと思います。Ｑ１で説明したように、ケガの最初は冷やすのが原則です。しかしケガをして数日後からはむしろ温めて、患部の血行をよくした方が酸素も栄養も行き渡り、老廃物を除いてくれて、回復しやすくなります。患部を冷えないようにして自分の体温で温めるのが一番安全です。使い捨てカイロなどで温める場合は、ヤケドしないようにしてください。

スポーツをやり過ぎて、筋肉がぱんぱんに張っている状態やスジが張っている状態が慢性に続いている場合は、「筋拘縮《きんこうしゅく》」という状態になっている場合があります。この場合は冷やすのと温めるのを交互に行うと効果的なことがあります。同時に徐々にストレッチを増やしていきながら、徐々に冷やす時間を減らし、温める時間を増やしていきます。スポーツの場合は年齢や種目によっても様々な治療法があるので、整形外科医に相談しながら治療を行ってください。

慢性期には、患部を温めながら、筋肉や関節をゆっくり縮めたり伸ばしたり曲げたりと、ストレッチがとても大切です。そうすれば、筋肉や関節が元のように痛みが少なくなめらかに動くようになります。急性期は冷やして安静、慢性期は温めて運動・ストレッチと覚えてください。

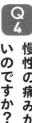

Q5 冷湿布と温湿布の使いわけを教えてください。

昔の湿布には、水分を含んで気化熱で冷やす分厚いパップ剤といわれる湿布にメンソールで清涼感を感じるようにした「冷湿布」と、逆にカプサイシンなどの効果で皮膚の血管を開いて暖かくする「温湿布」しかありませんでした。

しかし、十数年前から、経口で飲む消炎鎮痛薬のフェルビナク・ロキソプロフェン・ジクロフェナクなどが湿布にも使われるようになりました。これらの薬剤を含んだ湿布は、昔の湿布とは全く異なる、「消炎鎮痛湿布」で、炎症と痛みと腫れと熱を抑える効果があります。つまり、急性期にも慢性期にも両方使える便利な湿布なのです。しかし、これらの消炎鎮痛薬は皮膚に浸透しても何も感じないので、メンソールを含めて清涼感を持たせたり、水分の気化熱で一瞬ひやっと感じる分厚い湿布が今も使われています。これらの湿布は、じつは患部を冷やしているわけではありません。今では、皆さんが使っているほとんどの湿布が、この「消炎鎮痛湿布」なのです。つまり現在では、一部の古いタイプのものを除いて、「冷湿布」は使われていません。

これに対して、現在でもカプサイシンとロキソプロフェンなど両方を含む、暖かく感じて消炎鎮痛効果のある湿布があり、「温湿布」や「温感湿布」と呼んでいます。私は、温湿布はかぶれやすいので温湿布は患者さんが希望しない限り処方していません。ほとんどの痛みに対しては、「痛み止め湿布」と患者さんに説明している「消炎鎮痛湿布」を処方しています。

Q6 かぶれにくい湿布ってあるのですか？ 湿布を貼ると日光でかぶれるとも聞きましたが？

湿布にかぶれるか、かぶれないかは、その人と湿布の相性です。また同じ湿布でも、腰ではかぶれないのに膝ではかぶれることもあります。体調や貼る時間でも違いがあります。

1日1回貼る湿布は原則1日24時間貼り続け、1日2回タイプの湿布は12時間貼り続けます。しかし、湿布に含まれている消炎鎮痛薬は、5～8時間後にはかなりの分量が皮膚から吸収されるので、少し早めにはがして皮膚を休めるとかぶれを起こしにくくなります。

また、湿布の種類によっては、光線過敏症というアレルギー性のかぶれを生じることがあります。これは、消炎鎮痛薬の一つであるケトプロフェン、インドメタシンやフェルビナクが皮膚に残っている時、そこに紫外線が当たって生じるかぶれです。湿布をはがしてから4週間後でもかぶれる可能性があるので注意しましょう。

一般的に光線過敏症になる率は、0・02～0・05％（厚生労働省『医薬品・医療器機等安全性情報』№276、2011年1月）と報告されていて、1万人に2～5人の割合なので、光線過敏症を生じない人が大多数です。ただし、日光が長時間直接当たる部位に湿布を貼る時は、かぶれにくい湿布を選ぶのが無難でしょう。湿布を貼った後にかぶれやかゆみ、水疱が出来た場合にはすみやかに湿布を処方してもらった医師に相談するか皮膚科の受診をしてください。

光線過敏症はもらった湿布で起こることもあり、医師や薬剤師に相談なしの使用は危険です。

Q7 こむら返りはどうして起こるのですか？

　こむら返りとは、ふくらはぎの筋肉、すなわち腓腹筋《ひふくきん》がつる、けいれんを起こしている状態です。ふくらはぎの部分を昔は腓《こむら》といっていたので、こむら返りというわけです。地方によっては「こぶら」と呼ぶところもあり、こぶら返りともいいます。同様の状態は、ふくらはぎだけではなく、首やふとももや手足、手指、足指などの筋肉にも起こります。

　ありふれた現象ですが、その原因は、じつはまだよくわかっていません。筋肉の伸び縮みのバランスが何かの原因でくずれて、筋肉が収縮したままになります。痛みを伴い、ひどいこむら返りが長く続いた場合には肉離れ、つまり筋肉の不全断裂をきたすこともあります。激しい運動の後で筋肉が極端に疲労したり、水泳で冷えて血行が悪くなったり、脱水などで電解質のバランスが悪くなったりして生じることもあります。夜間の睡眠中にもよく生じます。高齢者の方にも多く、夜間や夜明け前、数人に一人の割合で、かなりの頻度で生じています。

　病気や薬剤が原因になることもよくあります。糖尿病や肝硬変、腎不全、透析、甲状腺機能低下症などが原因となります。利尿剤などの薬剤を服用している場合に、血液や体液の電解質のバランスが悪くなったりして生じることもあります。腰部脊柱管狭窄症や腰椎椎間板ヘルニアによる坐骨神経痛がある場合もしばしばこむら返りが生じます。私も坐骨神経痛があり、腰の手術を受けて足の筋力は回復したのですが、朝目覚めて背伸びをしたときによく起こしています。

Q8 こむら返りを治すにはどうすればよいでしょうか?

こむら返りの治療法ですが、応急処置としては、つっている筋肉をゆっくり伸ばします。ゆっくりと、けいれんしている筋肉を伸ばしていきます。その後はつった筋肉を温めたり、湿布をしたりします。筋肉の肉離れ（不全断裂）を起こしているような場合は、しばらくスポーツや激しい労働などを控え、徐々にストレッチを増やしていくことが必要になります。

予防には、こむら返りを起こしやすい筋肉をほぐすような体操、ストレッチが大切です。睡眠中や夜明け前に起こりやすい時は、風呂上がりや就寝前に軽くストレッチをしてください。

薬剤治療としては漢方薬の芍薬甘草湯《しゃくやくかんぞうとう》が有名です。こむら返りの起こりそうな前、たとえば寝る前に一包飲んでおく、スポーツの前に飲んでおくなど、予防的に服用できます。また、芍薬甘草湯は即効性があるので、こむら返りが生じている最中に服用しても、数十秒から数分以内で効きます。私もよくこむら返りになるので、ベッドの横やカバン、ゴルフのキャディバックなどあらゆる所に置いてあります。

ただし、この芍薬甘草湯は1日1包ならよいのですが、多すぎると低カリウム血症や水がたまってむくみを生じる副作用があるので、医師に相談しながら慎重に服用してください。

もちろん原因となる病気がある時は、その原因をまず治療することが一番大切なので、その専門の主治医とよく相談して対処しましょう。

Q9 足のむくみがあるのですが？

足のふくらはぎは第二の心臓とたとえられ、心臓の吸引力と助け合って、下肢の重たい血液を筋肉のポンプ作用で心臓まで戻しています。それ故に、立ち続けたり、長く座り続けたりしていると、下肢のむくみをきたすことになります。片方の下肢に障害があればあまり動かせないので障害のある方の下肢がむくみやすくなります。飛行機の中で起こり旅行者血栓症とかロングフライト血栓症と呼ばれる病気も、脱水とともに長時間座ることが関与しています。

内科的、全身的なむくみ、浮腫の原因としては、加齢による臓器機能低下症、腎不全、心不全、肝性、低蛋白血症、甲状腺機能低下症、クッシング症候群、悪性腫瘍などがあります。外科的（血管外科的）には下肢の皮膚の感染症、深部静脈血栓症やリンパ管閉塞などの原因があります。その他薬剤性として、たとえば非ステロイド系消炎鎮痛薬よる腎機能低下などでもしばしば見られます。整形外科的よりも、内科的な原因で下肢のむくみや浮腫が生じることが圧倒的に多いので、まず内科の先生に相談してください。

治療は原因となる疾患を治すことが重要ですが、とりあえず下肢をできるだけ上にする、寝ているなら座布団などを敷いて心臓より高くする、座っていても足を椅子の上に置いて少しでも心臓の高さに近づけるなどの工夫が大切です。長い間じっとして座らずに、足首を上下に動かすポンピングをときどき意識的に行ってください。少しでも歩き回ることが大切です。

Q10 肩こりで困っているのですが……。

厚生労働省が公表している国民生活基礎調査の概況によれば、女性が自覚する病気の中で肩こりが２０１０年、２０１３年ともに肩こりが第1位になっています。男性でも２０１０年、２０１３年に肩こりが第2位になっています。ちなみに女性の第2位が腰痛で男性の第1位が腰痛です。私は以前の著書でも肩こりに関してかなり詳しく説明してきました。そして、肩こりは日本人以外にはほとんど感じない病気、状態でもあると説明しています。最近では、海外でも肩こりの存在が報告されていますが、肩こりで困る人の割合は少ないです。私が過去に出会った外国人に聞いても、肩こりを知らない人が多く、単に筋肉が張った状態だろうと言う人もいました。日本人でも肩こりをまったく経験したことのない人がいます。そう考えれば、肩こりという病気があるのではなく、思い込みや生活・仕事での姿勢やストレスが原因になっている症状と考えられます。

同じ姿勢で長時間細かい仕事をした後などに、首や肩甲骨や肩のあたりに「おもだるい」「つまる」「張る」などと感じることを、日本語では肩こりといいます。原因は主に筋肉の疲労です。同じ姿勢を続けていると、重い頭を支え、重い腕を引っ張り上げ保持している、僧帽筋《そうぼうきん》、肩甲挙筋《けんこうきょきん》、菱《りょう》形筋《けいきん》や脊柱起立筋などが疲れてきます。血行が悪くなり、重だるい感じを生じます。

日常生活では、車を運転したり、パソコンに向かったり、育児や炊事など同じ姿勢で行う仕事が大半です。人間の頭はほぼ体重の10分の1ほどで、とても重いのです。同時に片腕だけでもかなりの重さです。頭や腕を上に下に支えている筋肉に疲労が生じても当然かもしれません。

日本に肩こりが多い理由として、人々の意識に肩こりを病気のようにすり込んできた歴史があるのではないでしょうか。私は整形外科医になった頃、肩こりについていろいろ調べてみました。結局はっきりした説明はないものの、筋肉の疲労であることを知りました。すると、それまであった肩こりをほとんど感じなくなったのです。肩こりを治すためにはまず､原因が「筋肉の疲れである」という認識を持つことが何より大切です。そして、同じ姿勢を続けないことが最も重要です。筋肉を疲れさせないように、仕事中に時々息抜きをし、軽く首や肩の体操をします。少しだけでも筋肉を休めてやると、また元の元気さを取り戻してくれます。軽いマッサージもよいと思いますが、強い指圧は筋肉を傷めるので、かえって次の日に痛むことがあります。腕の重さもかなりのものなので、両腕を机に置くことや、肘掛けに腕を載せるなど、首や肩甲部の筋肉にかかる重さを軽減する工夫もしてください。

肩こりがひどい場合には、消炎鎮痛薬の湿布やクリーム、ローションなどを使います。筋肉の疲労に飲み薬の消炎鎮痛薬はさほど効果がありません。それよりも、筋肉の弛緩作用のあるミオナールやテルネリンなどを服用すれば多少は筋肉の緊張を緩和してくれます。

注意が必要なのは、肩こりに他の重大な病気が潜んでいる可能性があることです。首を動かして手の方にしびれが広がる時や、頑固な痛みがあるときは、頚椎性《けいついせい》の神経障害の可能性があります。内臓疾患の可能性もあるので、長く続く場合は整形外科や内科の医師に相談してください。

Q11 首をポキポキ鳴らしていると神経マヒや動脈解離を起こす危険があると聞きましたが……。

首には頚椎《けいつい》という骨が7個あり、脳から出る脊髄を守りながら肩や手に行く左右8本の神経の枝（神経根）を出しています。また首には、心臓から脳に向かう4本の動脈があります。後方の左右2本は椎骨動脈といい、頚椎の中を脳に向かいます。頚椎は胸椎や腰椎に比べてかなり自由に動くことができます。頚椎は体重の10分の1あるといわれている重い頭を支え、自由に動き、さらに頚髄・神経根・椎骨動脈を守っているのです。頚椎の椎間板ヘルニアや老化で骨や靱帯《じんたい》などが変形する変形性頚椎症では、これらの神経や血管が締め付けられて神経マヒやめまいを起こすことがあります。さらに頚椎を激しく動かすと、外傷性の神経マヒや動脈の壁が裂ける動脈解離を起こすこともあるのです。それゆえ厚生労働省は、カイロプラクティック療法において、頚椎に急激な回転伸展操作を加えるスラスト法を危険なものとして禁じています。

首がこった感じの時に首をポキポキ鳴らして気持ちよくなる経験をした方が多いと思います。私も学生時代からポキポキ鳴らしてきました。この音は、指の関節が鳴る機序と同じように椎間関節が鳴るからだといわれています。近年、若いアナウンサーや芸能人が相次いで、椎骨動脈解離で脳梗塞を発症して入院したニュースがありました。実は私も50歳の時に突然脳梗塞を患い、入院して検査の結果、左椎骨動脈が詰まって血栓が飛んだと診断されました。おそらく椎骨動脈の基部で動脈解離が起こったと推測されました。脳梗塞を発症した瞬間を今でもはっきりと覚えていますが、タクシーに乗った瞬間で特に首をひねっていませんでした。50歳以下の若い人の脳梗塞の原因に椎骨動脈解離で血栓が飛ぶことが多いそうです。しかし、その原因が若いときから首をポキポキ鳴らしていたからとは断定できません。私の場合でも、担当の神経内科医に聞いてみると、ポキポキやゴルフが原因ではなく、動脈硬化もなく高血圧もなかったので、早朝だけ知らない間に血圧が上がるために解離したのだろうと言っていました。幸いにマヒはすぐに回復し1週間の入院ですぐに外来診療を再開できました。相変わらず首はポキポキ鳴らしつつ、ゴルフは6ヶ月後くらいからおそるおそるはじめました。検査の結果、右の椎骨動脈も基部で詰まりかけており、詰まった瞬間に血栓が飛んでまた脳梗塞を起こすかもしれないからと、血液をサラサラにする薬をこの9年間1日たりとも忘れずに服用しています。

また以前から、たまに首をポキッと鳴らすと右の上肢に電撃痛が走ることがありました。これは頚椎から神経根が出る穴でたまたま神経をひねって挟んだのだと解釈しています。指の関節もポキポキ鳴らして変形が起こることはないといわれています。頚椎も鳴らしても変形は生じないと思います。たまに神経根を挟み込むのだと、私自身は無視しています。しかし、カイロプラクティックで急に頚椎をひねるのは危険としても、私は自分が患った経験を振り返り、やはりポキポキ鳴らすのが動脈解離を起こすとは考えていません。むしろ、ゴルフのスイングで頭を残して体をターンする方が危険だと考えています。腰椎の手術も受けて腰に金属も入っているので、ゴルフ上達を目指さず、健康のためにほどほどにしようと思っています。

Q12 指の関節がポキポキ鳴るのはなぜですか？　鳴らし続けると将来変形しますか？

指の関節を曲げたり引っ張ったりするとポキッと音が鳴る原因が最近解明されました。関節を曲げた時に関節の中が陰圧になり、わずかに存在する関節液から気泡が発生してその泡が破裂する時の音が骨にひびくその泡の撮影に、アメリカの大学の放射線科のチームが成功したのです。

あまり鳴らすと将来関節が変形するとも言われますが、俗説です。もちろん不必要に鳴らしすぎると関節炎を起こす可能性はありますが、軟骨や骨の変形にまでは影響をほとんど与えません。

首や腰などでも時々いろいろな音がします。これは、脊椎の後ろ側にある椎間関節が先ほど説明した指の関節と同じ理由で鳴ったり、関節の袋（カプセル）やカプセルの内側に張り付いている滑膜などがまくれこんで、それが元に外れて戻る時の音である、などと言われています。筋肉や靱帯が鳴る場合もありますが、痛みを伴わなければ、音を気にする必要はありません。

膝にはいろいろな音がします。時々膝が引っかかるような感触の後にパチッと音がしてすっきりすることがあります。これはおそらく、膝関節のカプセルの裏打ちをしている滑膜が徐々にまくれこんでいたのが外れて、正常の位置に戻る時の音ではないかと私は推測しています。肩を回すときにグリッとかグリグリというような音を感じるときは、骨と骨との間で腱が挟まれて音が生じている場合があります。

痛みを伴う音の場合は炎症を生じている可能性があるので、整形外科医に相談してください。

Q13 寒くなると関節が痛み出すのでしょうか？　雨の前日に痛みが強くなりますが……。

気象によって病気になったり、悪化したりすることを気象病といいますが、古くはギリシア時代から研究されていて、20世紀前半にはドイツやオーストリアで研究が盛んになりました。筑波大学名誉教授の吉野正敏先生の『医学気象予報』（角川書店）によれば、人工気象室を作り、その部屋の中の気温、気圧、湿度を人工的に変化させることで、いろいろな研究をしています。関節リウマチの患者さんの場合、その３つの要素のなかで、特に気圧を下げ、湿度を上げると症状が悪化します。これは、低気圧が近づいて晴から雨になる時の気象条件と同じです。

関節痛や神経痛を持つ患者さんから「冬になれば寒くて膝関節や腰の痛みが強くなりそうで怖い」といわれることがありますが、私は「季節の変わり目、気温や気圧や湿度が変化する時にこそ痛みが生じやすいですよ、冬が必ずしも痛みが強いわけではありません」と説明します。関節リウマチでも世界中の暑い地域と寒い地域で発症率に差はありません。吉野先生も、冬よりも気候が変化する時にいろいろな病気が起こりやすいと述べています。寒いときは部屋を暖かくし、着るものにも注意してぬくぬくとすることが大切です。

気象病は体が周囲の環境に順応する能力が落ちている時などに起こりやすくなります。ストレスも大きな原因です。天気が変わる時や季節の変わり目には、なるべくストレスを少なくするように努め、暖かく、あるいは涼しげにと、服装などにも気をつけてください。

Q14 笑うと健康になると聞きましたが本当でしょうか？

関節リウマチの専門家である日本医大名誉教授の吉野槇一先生は、リウマチの患者さんの目の前で落語家に話をしてもらい、おおいに笑ったあとで患者さんたちの血液検査をしました。すると、落語を聞く前に比べて、聞いたあとではリウマチの免疫の検査データがよくなったのです。

リウマチの世界ではとても有名な話ですが、癌の患者さんでも、自分から治すぞという意気込みの強い人の方が、くよくよする人より癌を克服しやすいともいわれています。楽しく笑うことによって、血液中のナチュラルキラー細胞という、免疫をつかさどるリンパ球の活性が増えます。吉野先生によれば、笑うだけでなく、泣ける映画などでもよいので、自分が楽しくのめり込める、夢中になれることで、免疫機能が低下している状態から正常近くまで戻ります。「楽しい笑いは副作用のない薬」と提唱しています。

楽しく笑うこと、あるいは心から泣くことでも、脳内でのストレス状態がリセットされることにより、自律神経系、内分泌系、免疫系の3つが、バランスのくずれた状態から回復し、その結果、関節リウマチに限らず、いろいろな病気の患者さんの病状が改善します。全身麻酔のもとで手術を受ける患者さんの場合、麻酔をかける前の意識がある時と麻酔がかかって意識がなくなった時では、いくつかの血液検査のデータが明らかに改善する、つまり脳内リセットが生じているとの研究結果も出ています。

Q15 関節の水を抜くとクセになると友だちに言われたのですが……。

迷信です。関節液は元々ごく少量ながら、正常な関節内にも存在します。滑膜という、関節の裏打ちをしている膜から徐々に関節内にしみ出し吸収されて循環しています。関節液は、関節軟骨の表面で潤滑をよくする効果と、栄養や酸素を軟骨にしみ込ませる役割を果たしています。

関節炎や変形性関節症の時に関節に水がたまるのは、関節の炎症、つまり滑膜の炎症が強い時です。これは、目の結膜炎の時に涙がたくさん出ることと同じ仕組みです。涙は目を守るために必要ですが、結膜炎になり涙が多くなると前が見えなくなるので、ぬぐえばよいのです。関節に水がたまる時も同じです。多少なら心配ないのですが、多ければ関節が腫れて曲げにくいし、関節のカプセルなどの軟らかい組織が伸びてしまうので、適宜抜けばよいのです。抜いてもまだ炎症があれば、また関節液がたまります。結膜炎が治っていなければ涙を拭いてもまた涙があふれるのと同じです。癖ではありません。炎症が続いているからです。

また、関節液がたまっているから関節が痛むのだ、という人もいます。たしかにたくさんたまると張った感覚があるかもしれませんが、関節液は痛みの原因ではありません。涙が結膜炎のかゆみや痛みの原因ではなく、それを緩和するためなのと同じで、関節に炎症があるから結果として関節液がたくさん出てくるのです。関節液は多いと邪魔ですが、あまり悪者にしないでください。少量なら様子をみて、どうしても引かない場合は整形外科クリニックを受診して下さい。

Q16 腰痛におすすめのマットや布団がありますか？

私の友人に寝具製造会社の経営者がいて、ある時に腰痛に効果的な布団や寝具を商品開発したいと医院に相談に来たことがあります。そのために私もいろいろ調べましたが、腰痛一般にどの布団、どのような寝具がよいかは一概に断定できないということがわかりました。

人の年齢や状態や腰痛の種類によって、布団やマットの柔らかさ、硬さなど、どれが適切かはさまざまです。一般的には、上向きで寝る時に重いお尻が沈み込むと腰を反った形になり、腰痛が生じやすいので、硬い布団、マットが勧められています。しかしこれも状況によります。

私がその友人にアドバイスしたのは、寝返りがしやすい寝具が一番よいだろうということでした。寝返りはとても大切な運動です。じっと寝ていると筋肉や関節がこわばります。レム睡眠という、体は寝ていても脳が活動している時間に寝返りで自然に体をほぐしているのです。朝起きがけに腰痛や膝痛が起こりやすいのは、夜に筋肉や関節が硬くなっていて急に動かすことによります。寝ている間に自然に寝返りがしやすい寝具は、体によいのではないかと思っています。几帳面な人はまっすぐ上を見て寝ようとしますが、腰椎や股関節、膝関節は少し曲げて寝た方がよいのです。そのためには横に膝を軽く曲げて寝て、ときどき反対の横に寝返るのが一番楽です。

低反発性のやわらかいマットレスが流行ったとき、私はお尻が沈み込んで腰痛にはよくないと考えていましたが、最近ではその考え方が正しいと言われつつあります。

Q17 枕は高い方がよいのでしょうか？　低い方がよいのでしょうか？

時代劇に出てくるような高い枕は寝苦しいでしょうが、どのような枕がその人にとってよいのかは、また難しい問題です。枕をしないで寝る人もいます。そして世の中にはたくさんの種類の枕が販売されています。枕の種類、硬さ、高さに関しては、布団やマットと同様、一概に何がよいかは言えません。自分に合う、寝やすい枕が一番です。なお、枕を何度も買い換えるのはもったいないので、細かい高さの調節は、バスタオルを折って枕の下に敷いたりすればよいでしょう。

ただ、頚椎《けいつい》椎間板ヘルニアや変形性頚椎症など、首に病気があって、神経が骨や椎間板ヘルニアや靭帯《じんたい》で挟まれて、手などがしびれやすい方は少し枕に注意が必要です。首の頚椎は少し前方に曲げた姿勢にすると、神経がゆるみ比較的楽になります。そのため、頚椎性による手のしびれがある人はやや高めの枕がよいのです。整形外科医と相談しながら枕を選んでください。

なお、寝返りの際の首の高さには注意が必要です。上向きで寝たときに枕の高さがちょうどよい具合に首が曲がった状態でも、横に寝ると、肩幅のために、同じ高さの枕では頭が下がり頚椎が横に曲がった状態になってしまうからです。横に寝たときは肩幅と同じ高さの枕で頚椎が左右に曲がらない方がよいのです。そのためには枕は左右に少し長めで、左右が中央より少し高くなり、左右に寝返りしたときに側頭がその枕の高い部分に載り、頚椎が曲がらないようになったものがよいのです。私の使っている安価な枕もそのような形になっています。

Q18 注射の後、じっと押さえておくのか、揉むのか、どちらが正しいのですか？

肩やお尻に打つことの多い筋肉注射後、放置しておくと、注射液が筋肉を圧迫して痛いので、液をちらすために揉むようにします。筋肉には血管が豊富で薬剤が迅速に血中に入り全身に届く効果があります。薬剤の効果を早めるためにも筋肉注射は揉んで早く吸収させましょう。

これに対して皮下注射は、注入された薬剤がゆっくりと吸収し血中にもゆっくり入ってほしい場合に行います。そのために皮下注射の場合は揉まずにそっとしておきます。皮膚そのものに注入する皮内注射は、ツベルクリン反応のように皮膚の反応を見るための注射なので揉まないでそっとしておいてください。

静脈注射の後は、静脈に注射針の穴が開いているので、そこから出血しないようにじっと数分間押さえます。静脈は手足の先から心臓に向かって血が還ってくるので、注射の穴より心臓に近いところを押さえると、血液がせき止められて注射針の穴から皮下に出血することになります。正確に数分間押さえて止血しないと皮下出血することがありますが、それほど出血量が多くないのでほとんど問題になりません。ときどき、静脈注射のあとで皮下出血して文句を言う人がいますが、押さえ方が正しくなかったのだと、逆に注意するようにしています。

血液を固まりにくくする薬剤を服用している場合は、注射後の止血をより長く行う必要があります。詳しくは、注射を打ってくれた医師や看護師にお尋ねください。

Q19 サプリメントを飲めば、すり減った関節軟骨は増えてくるのでしょうか？

サプリメント、いわゆる栄養補助食品あるいは健康補助食品と呼ばれる商品が流行っています。これはあくまで食品であり、薬ではありません。食品は体の栄養素の原料ですが、薬は少量でも大きな薬効をもたらすもので、サプリメントとは大きな違いがあります。

その中で、変形性膝関節症の場合に用いられる、グルコサミン、コンドロイチン、ヒアルロン酸などのサプリメントについて、本当に効果があるのかよく患者さんに聞かれます。これらはもともと関節軟骨や関節液の成分です。これらはタンパク質の構成成分であるアミノ酸よりはるかに大きい高分子でできています。そのため、服用後に腸から吸収して血液で運ぶためには一度小さな分子であるアミノ酸まで分解されます。アミノ酸として腸から血液に吸収され、必要な細胞、器官に運ばれて再構築されます。この時に、どの食べ物からきたか、そのサプリメント由来のアミノ酸なのかは関係ありません。つまり、食べたサプリメントの軟骨成分がそのまま関節に運ばれて軟骨を作ったり修復したりするのではないのです。

世界中でグルコサミンやコンドロイチンに関するいろいろな調査・研究が行われましたが、やはりほとんどの論文で、軟骨再生の効果に否定的です。わずかな数の論文だけが痛みに関しては効果があるといっています。日本の学会でも、おそらく効果がないといわています。しかし絶対に効果がないとはいい切れないので、より明確な結論が待たれています。

Q20 ビタミン剤は健康によくて副作用がないとききましたが……。

ビタミンとは、生きるために必要な栄養素のうち、炭水化物・タンパク質・脂質以外の微量な有機化合物です。ミカンなどの柑橘類に多く含まれるビタミンCは人間にはなくてはならないビタミンで、欠乏すると出血が止まらなくなる壊血病になります。しかし人間以外の動物はビタミンCを体内で合成できるので、進化の過程のどこかで、人間はビタミンCを合成する遺伝子を失ったと言われています。明治時代に精製された白米を食べ続けた軍人が脚気《かっけ》に多数罹患し犠牲者がでましたが、これはビタミンB1の欠乏による心不全・浮腫・多発神経炎によるものでした。

このようにビタミンは微量でも絶対になくてはならないものです。しかし、ではそのビタミンを必要以上に摂ったら元気になるかといえば、必ずしもそうではありません。なくてはならないけれどありすぎる必要はないのです。ただ、例えばビタミンB12は末梢神経の修復を促進する働きがあり、食べ物からではたくさん摂取出来ないので、薬やサプリメントとして補給することで、神経痛に一定の効果があります。最近では新生児の二分脊椎を防ぐために、妊娠初期にビタミンB群の一つである葉酸を妊婦が摂取することが推奨されています。

ただし、ビタミンにもBとCなどの水溶性のビタミンとA、D、E、K（「アデク」と覚えましょう）などの脂溶性のビタミンがあります。BやCは尿から排泄されますが、脂溶性のビタミンは肝臓などの脂肪に蓄積して過剰症を起こす可能性があり、過剰摂取には注意が必要です。

Q21 健康寿命とはなんですか？　寿命とは異なるのですか？

健康寿命とは介護を受けたり寝たきりになったりせずに日常生活を送れる期間のことです。総寿命から、寝たきりなど介護を要した期間を差し引いた寿命です。厚生労働省が２０１４年に公表した資料によれば、２０１３年時点で健康寿命は男性71・19歳（同年の平均寿命は80・21歳）、女性74・21歳（同年の平均寿命86・61歳）で健康寿命と平均寿命の差は男性９・02年、女性は12・４年となっています。つまり、介護を要したり寝たきりの平均年数が、男性で９・02年、女性ではなんと12・４年にもなっている、つまり平均では人生の約８分の１が寝たきりになっているのです。

２０１６年に世界保健機関（ＷＨＯ）が発表した統計によると、２０１５年時点で日本は健康寿命の男女平均が世界で一番長いのですが、逆に、他国の寝たきり期間の平均はおおむね約７年であるのに比べて日本は先ほど説明したように寝たきり期間も世界最長です。いくら健康寿命が長くても、一度寝たきりになれば、本人や家族のストレスや経済的負担は一気に増大します。ぽっくり死ねるように願う、ぽっくり寺信仰がありますが、皆が皆そのように都合よく死ねません。

そのためには、生活習慣を見直して少しでも健康寿命を伸ばす自覚が大切です。国、厚生労働省、いろいろな機関、学会などが様々なアドバイスをしていますが、何よりも自分で健康を保とうという意思が大切です。

生物はいつか死にます。厳然たる事実です。でも、元気に死にたいものです。

Q22 病気やケガをどうしても完治させたいのですが……。

診察の最後に、「それで、完治はするでしょうか？」と患者さんからよく聞かれます。「完治」はなかなか定義が難しい言葉です。ガンの治療においては、多くの場合5年再発しなければ完治と言いますが、その後に再発する確率はゼロではありません。整形外科でも十代の若者の病気やケガなら、たしかにほぼ完全に治ることもあります。しかし、一度飛び出した椎間板ヘルニアが小さくなることはありますが、完全に元通りに戻るわけではありません。膝の半月板を損傷すれば、いくら若い人でも完全に元に戻ることはないのです。ましてや中年以降ならば老化現象も加わってくるため、完全には元に戻らないことが多いのです。再発率も高まります。「完治」を目指すとストレスになりかねません。むしろ、「治癒」を目指す方が気が楽に保てます。そしてその方が早く到達します。自分で自分を追い込まないように、目標を完治に置かず、年齢に応じた健康状態に戻す、くらいに軽く考えた方が早く「治癒」するのです。

たとえば、中年以降に変形性膝関節症での膝の痛みで整形外科に通院し、「完治」をめざしても極めて困難です。中年以降なら膝関節はすでに多少なりともすり減っています。若いときと同じではありません。

病気と仲良く付き合うくらいの気持ちで生活しましょう。中年以降の整形外科の病気は、長く付きあう生活習慣病と同じものだと考えることです。

Q23 人はどうして老化するのですか？

紀元前の中国、秦の始皇帝の頃にはすでに「不老不死」は人間の願望であり、「老いること」「死ぬこと」は人間共通の恐怖でした。しかし21世紀になり医学、公衆衛生の進歩のおかげで人間の平均寿命は飛躍的に伸びてきたにも関わらず、「人間や生物がなぜ老い、なぜ死ぬのか」、その理由とメカニズムは、まだよく分かっていません（詳しくは、拙著『曲がる腰にもワケがある』を参照してください）。

一般的に老化が大きく関係している病気としては、たとえば老眼、白内障、難聴、痴呆、歯がなくなる、などいろいろとあります。高血圧や動脈硬化、糖尿病などは、必ずしも老化現象ではありませんが、若い人より高齢になればなるほど病気になる率が多いので、多少老化に関連があるといえるかもしれません。

整形外科の場合、変形性関節症などは老化現象といえます。肩関節周囲炎いわゆる五十肩は江戸時代には50歳くらいが寿命だったので長命病といったそうですが、現代でも40歳から60歳くらいの方に多く、高齢の方にはむしろ少ないので、中年の病気といえるかもしれません。変形性脊椎症は痛くなければ病気でないのですが、老化現象によって骨や椎間板が変形してくる状態を言います。私も患っている腰部脊柱管狭窄症や腰椎辷《すべ》り症も老化が関連しています。

少なくとも、地球上のすべてが逃れられない、極めて公平な現象が「老化」であると思います。

Q24 アンチエイジングで老化は本当に防げるのでしょうか？

世の中にはアンチエイジングつまり「抗老化療法」といわれる、老化を防ごうという健康法があります。肌を若く保つ美容の分野、体操やストレッチで若い身体を保つ健康関連の分野、食べ物や生活習慣などで老化を防ぐという医学や料理の分野などで、あの手この手のアンチエイジングが花盛りです。

しかし、アンチエイジングつまり老化に抵抗すると考えるのはなかなか目標が高すぎるというか、そもそも老化は絶対に防ぎ得ないものです。むしろ、スローエイジングとして、老化の速度を遅くすることを目標にした方が楽です。老化を止めることは無理でも、遅くすることは可能です。たとえば、皮膚が紫外線を浴びる時間が長いほど皮膚は劣化つまり老化します。私も顔にシミがたくさんあるのですが、これは若いときに南の島々でスキューバダイビングに行ったときに、日焼け止めクリームも使わず、大量に紫外線を浴びたためだと思います。そのツケが今来ているのです。また、変形性膝関節症では膝の関節軟骨がすり減ってきますが、跳んだりはねたりする激しいスポーツをする人ほど変形が起こる確率が増えます。膝のケガも原因になります。膝を酷使しない、ケガをしないようにすれば、少しでも変形が進むのを遅らせることができます。

適度な運動、適切でバランスのよい食事、ストレスを出来るだけ減らすなど、様々なアプローチでスローエイジングが可能です。自分に合った方法で、スローエイジングをめざしましょう。

Q25 背中が曲がっていると友だちに言われたのですが……。

年齢とともに人間の背中は曲がってくる傾向にあります。むしろ反対にそってくることはありません。これは骨粗しょう症などが要因となって、脊椎の圧迫骨折が転倒で生じたり、あるいは知らない間に1ヶ所ないし数カ所に圧迫骨折が生じ、背中が前へ曲がり始めると同時に、椎間板の前方部分が年を経るとともに縮んでくるため、起こってきます。

背骨の中には脊髄神経が通っていて、その管のような部分を脊柱管といいますが、脊柱管は背中や腰を反ると狭くなり、前屈すると広くなります。つまり老化などで脊柱管が狭くなるのに対して、背中を丸くすることによって神経の通る道を広げているというよい意味もあるのです。

しかし、あまり背中が曲がると、上半身を後ろから支える脊柱起立筋が疲労しやすくなります。また、肺や胃などを圧迫して肺活量が低下し、逆流性食道炎を生じたりします。その場合はすぐに息切れする、食事をすると胸焼けがする、胃がつっかえるなどの症状が出ます。そして何より、最近では美容的に格好が悪くなることを気にする方も増えてきました。

多少、背中が曲がってくるのは仕方がないとしても、予防するためには毎日軽く背筋を伸ばす体操を心がけてください。背中を丸めている方が楽でも背筋を時々伸ばすことが大切です。ついでに左右にも曲げる軽い体操をしましょう。骨粗しょう症がある時にあまり深く前へ曲げるとともむしろ圧迫骨折を生じることがあります。そして骨粗しょう症があればその治療をします。

Q26 医師に炎症と言われましたが炎症とはどんな状態でしょうか?

少し難しい話ですが、とても大切な話です。医師にも少し混乱が生じています。

炎症というのは、①痛み（Dolor ドロール：ラテン語）、②腫れ（Tumor ツモール）、③発赤（Rubor ルボール）、④発熱（Color カロール）の4つの要素を含む病気の状態をいいます。Tumor は英語の tumor（腫瘍）に、Rubor は英語の red（赤）に、Color は英語の calorie（カロリー、栄養や熱の単位）につながっています。

つまり炎症があるということは、痛みや腫れや赤みや熱感が体のどこかにあるということです。4つすべてがあるとは限らず、その原因もさまざまです。扁桃腺炎や結膜炎なら細菌やウイルス感染が原因でしょうし、リウマチ性関節炎なら免疫の異常が原因です。五十肩（肩関節周囲炎）なら使いすぎが原因であったりします。足関節を捻挫して靱帯損傷を起こすと、内出血して腫れてきますが、同時に炎症も生じ、周りの組織が炎症を起こして腫れて熱感と痛みを生じます。

治療としては、まず原因をそれぞれの専門科で除くことですが、リウマチ性関節炎ならそう簡単には原因を取り除けません。リウマチの治療を開始しながら、補助的に消炎鎮痛薬を経口あるいは外用薬などで投与します。一般的な炎症ならば、必ずしも原因を除くことが出来なくても、急性なら炎症を鎮めることは出来ます。安静にする、冷やす、抗炎症薬を経口や外用で使うなど、これらを組み合わせて炎症が一旦治まれば、それで治ってしまうことも多いのです。

Q27 痛みは何が原因で、炎症とはどんな関係なんでしょう？

前の項で説明したように、炎症の4つの要素の中に痛みがあります。しかし、炎症とは違う原因で生じる痛みもあるのです。代表的な原因は神経そのものが傷ついて起こる痛みです。これを神経傷害性疼痛《とうつう》といいます。ウイルス疾患である帯状疱疹《ほうしん》になると末梢神経がウイルスに冒されて痛みを感じるようになります。神経そのものがウイルスで傷み、炎症を伴わない痛みです。そのほか末梢神経をケガしたときや圧迫や牽引されたときにも神経傷害性疼痛が生じます。糖尿病では末梢神経が冒され痛みやしびれが出ますがこれも神経障害性疼痛です。これらの神経痛には従来の抗炎症鎮痛薬がほとんど無効です。神経伝導の興奮を静めるリリカなどの薬剤を使います。もちろん、炎症性疼痛と神経障害性疼痛が混合した状態もあります。

痛みの原因が何もないのに脳で感じる心因性の痛みは、心療内科や精神科で治療を受けます。さらに原因不明の痛みもあります。従来は原因をいくら調べても分からない痛みをすべて心因性と決めつけてきましたが、心因性ではないのに痛みだけを感じることもあるのです。これを原因のはっきりしない疼痛といいますが、案外多いのです。昔はこのような痛みは存在しないものと医師が決めつけたりして、まともな治療をしていませんでした。しかし最近では原因不明の痛みの存在を医師も理解し始め、例えば、運動療法と組み合わせる認知行動療法による治療や、薬であるオピオイド、抗うつ薬などを組み合わせる治療などが始まっています。

Q28 急性と慢性はどのくらいの日数で区別し、どう対処すればよいのでしょうか？

腰痛に関しては、急性と慢性を区別する定義があります。発症して4週間未満の腰痛を急性腰痛、4週以上3ヶ月未満を亜急性腰痛、3ヶ月以上続く場合を慢性腰痛といいます。これに対してケガや炎症の場合、急性と慢性の日数による定義ははっきりとは決まっていません。目安としては、炎症の場合は1週間未満を急性、1週間以上続く場合を慢性と呼ぶようです。ケガの場合は、1週間未満を急性、2～4週以上続く場合を慢性と考えればよいと思います。

急性も慢性も、病気や痛みや炎症の原因はさまざまです。でも一般的に、急性の場合は、消炎鎮痛薬（いわゆる痛み止め）の飲み薬や湿布、坐薬、注射などを用いれば、比較的早く炎症が治まります。つまり急性で痛みが強い場合には、副作用に注意して消炎鎮痛薬を用いれば、炎症を鎮めると同時に痛みも軽減してくれます。

これに対して、慢性の場合は炎症だけでなく、老化現象、神経痛、筋肉などの疲労、変形性関節症、血行障害、骨粗しょう症、姿勢の問題、仕事、学業、運動不足、冷え、ストレス、心因性などいろいろな原因が複雑に絡みます。急性の場合と異なり、消炎鎮痛薬だけではなかなか痛みが軽減しませんし、薬をやめると痛みが再発します。必ずしも原因がはっきりしない場合や原因がわかっても避けられないこともしばしばです。同じ姿勢を強いられて重い物を持つ仕事の場合などは、その中で何か工夫する、オフの時に散歩や体操をするなどの総合的な対策が必要です。

Q29 何もしていないときに急に痛くなることがありますが？

痛みには閾値《いきち》があります。閾値とは、あるレベルを超えると痛みなどの感覚を感じる、レベルを切ると感じないという「しきい」を意味します。初めのうちのごく小さな痛みは感じません。痛みが徐々に大きくなる、そのある時に初めて痛みを意識します。逆に痛みが治っていく場合でも同じです。痛みがあるレベルより小さくなると感じなくなります。

昼間のあるときに、特に原因がないはずなのに、例えば腰痛を生じることがあります。しかし、まったく原因がないことはまれで、前日の仕事の影響や朝洗面時に意識しないほど軽く捻挫したとか、ねぞうが悪かったとか、その時にわずかな炎症が発生して徐々に炎症がひどくなっていきます。しかし、すぐに痛みとしては感じません。炎症があるレベルを超えて強くなると初めて痛みを感じるようになるのです。逆に炎症が治まっていく場合も同じです。腰痛があったのに、いつの間にかなくなって忘れている。しかしまだ炎症は完全にはなくなっていないかもしれません。炎症が痛みを感じる閾値より小さくなったときに痛みを感じなくなるのです。

消炎鎮痛薬を服用してもなかなか痛みが取れないことがあります。でも炎症が徐々に治まっているなら痛みも徐々に軽くなっていて、いずれ感じなくなります。なかなか痛みが軽くならない時でも、もう少し消炎鎮痛薬を服用し続けて我慢すれば、痛みを感じなくなると希望を持つことも大切です。

Q30 朝起きて腰が痛いのですが、しばらくすると治ります。これは病気でしょうか？

朝目覚めたときに腰が痛いことはよくあることです。その場合、起きて動いている間に腰痛が完全に消えてしまうのなら、ほとんど心配はありません。夜に寝ている間に関節や筋肉が硬くなり、朝になって動き始めにぎしぎしと痛みを感じることは、若くなれば誰にでもよく起こりえることです。「動き始めの痛み」「体が硬いことによる痛み」であることがほとんどだと思って下さい。朝痛いのはむしろ当たり前だといえるかもしれません。私も腰痛持ちで手術も受けている59歳の中年（昔なら老人）ですが、朝目覚めたときにはベッドの中で背伸びをして体を左右にひねる体操をしてから起きる癖をつけています。車のエンジンも朝はアイドリングが必要なように、体の節々も軽い体操をしてから起きるようにすれば朝の痛みが軽減します。

体操しても朝の起きがけの腰痛が長く続く場合や、痛みが強い場合は、病気である可能性もあるので、整形外科を受診してください。

また夜中にトイレに行くときは、尿意で急いで立ち上がることが多いと思います。このようなときにも腰痛や膝痛が起こりやすいのです。中年以降の膝の痛みの場合は変形性膝関節症の可能性が高いので整形外科を受診してください。治療すれば痛みが軽減するか無くなるでしょう。

マットレスや布団の項でも述べましたが、夜中に寝返りをよくうっていれば、このような動き始めの痛みが予防されやすくなります。寝返りのしやすい寝具の工夫も大事です。

Q31 安静にするのと動かすのは、どのように使い分ければよいのですか？

病気やケガをして痛みや腫れが強いときはしばらく安静が必要です。感染を起こした部位も原則として安静が必要です。骨折や捻挫をした部分もケガをした直後からしばらくは安静や固定が必要です。どのくらいの期間安静にするかはそれぞれの病気やケガの種類と程度によります。同じ安静にも、ギプスで固定する、装具で固定する、松葉杖を使って足を地面につかないように浮かせて歩くなどのしっかりした安静から、多少は動かしてもよい軽い安静まで程度は様々です。

しかし、関節や筋肉は、動かして使う運動器と呼ばれる組織です。安静や固定期間が長くなればなるほど、関節や筋肉が拘縮といって柔軟性がなくなり硬くなっていきます。必要最小限の安静・固定の後に今度は徐々に動かしていくこと、すなわち運動するリハビリが大切です。どの時点でどのようにどの程度動かしていくかは、整形外科の主治医によく聞いてください。

これに対して、病気によっては、はじめから安静にしないで動かした方がよい場合もあります。ぎっくり腰などの急性腰痛では最初は安静が基本で、しばらく安静にしてから徐々に動かしていくのが以前の方法でした。しかし2012年に発刊された腰痛ガイドラインで、急性腰痛でも骨折や神経痛がなければ、最初から動かしていく方が安静より早く治ることが示され、腰痛には安静がよくないと180度方針が変わりました。私は以前から、かなり強い痛みの急性腰痛でもはじめから少しずつ動かすように指導していましたが、ようやく自分の主張が認められた気持ちです。

Q32 神経痛の症状とはどのようなものでしょうか？

神経が何らかの原因で圧迫されたり、こすれたり、引っ張られる、傷がついたりすると痛みやしびれや運動麻痺が起こります。神経痛の症状としては、痛み、しびれ、にぶい、触るとびりびり痛む、違和感、冷たい、熱い、水が流れている感じ、膜を隔てたような遠い感じ、砂を踏んでいる感じ、ざらざらしている感じなどいろいろな表現があります。しかし、痛みは必ずしもいつもあるとは限りません。神経痛の初期では、違和感だけを感じることもよくあり、悪化すると、痛みやしびれが強くなり、運動麻痺も生じてきます。まれにいきなり運動麻痺を生じる場合があり、注意が必要です。ねぞうが悪くて朝起きたら手首が持ち上がらない、電車の手すりに腕を載せて寝ていて起きたら手首が持ち上がらないなどの症状をきたす橈骨《とうこつ》神経マヒによる下垂手《かすいしゅ》では、しびれや知覚異常はあっても少ないため、気がついたら手首が持ち上がらない状態で、不安な顔をされて受診されます。足首が持ち上がらなくなる腓骨神経マヒは膝をギプスで巻いたときや足を長く組んでいたりして起こることが多いのですが、この場合も痛みやしびれがさほど強くないのに足首が持ち上がらなくなるという運動麻痺が生じます。下肢の骨折でギプスを巻いた後は必ず足指が上下に動くかの確認を頻繁に行う必要があります。痛みやしびれがないと運動麻痺に気づくのは遅れがちで、マヒが回復するのに時間がかかり、回復しないこともあり得ます。頸椎《けいつい》椎間板ヘルニアによっても知覚は正常で肩だけが上がらないマヒがあります。

Q33 神経痛と関節や筋肉の痛みとの簡単な見分け方はありますでしょうか？

炎症や変性、ケガが原因で生じた関節痛も筋肉痛も、痛みの神経が感じて痛みます。しかし、神経そのものに炎症や変性やケガを生じたり過敏になり、神経そのものが痛みを生じる神経障害性疼《とう》痛《つう》という痛みとでは感じ方に違いがあります。関節や筋肉は動かして使う運動器官です。そのため、関節や筋肉になにがしかの障害が起こると動かしたときに痛みを感じます。関節痛はとくに動き始めに痛いことが多く、動き始めてしばらくすると痛みが軽くなることがよくあります。筋肉痛も動かしはじめが痛いのですが、動かしている間もずっと痛いことが特徴です。関節痛も筋肉痛も炎症などの障害が強ければもちろん安静時にも痛みますが、それほどでもないときは安静にすると痛みが少なくなります。

これに対して、神経そのものに障害が生じて、神経障害性疼痛をきたした場合は、じっとしていても痛みを生じることがほとんどです。むしろ動いていると気が紛れて神経痛が軽くなることさえあります。じっと安静にしていても、静かに寝ていても、ビリビリ、ピリピリ、ズキズキ痛みを感じる、とくに痛むときと痛まないときがあり、周期的に痛むのが特徴です。

注意が必要なのは、静かに寝ているのに、しんしん、ズキズキ痛む、あるいは重い痛みを感じるときなどは、内臓障害の可能性があります。癌や胃潰瘍、膵炎、大動脈瘤解離、子宮筋腫など婦人科系の病気、泌尿器科系の病気などもあり得るので専門の医師にご相談ください。

Q34 痛みが取れてもしびれが残っているのですが大丈夫でしょうか？

しびれとは、ピリピリする、ビリビリする、チクチクする、鈍い感じがするなどの感覚です。脳、脊髄神経、末梢神経の障害や、血行障害、糖尿病、心因性などが原因で生じます。痛みとしびれは同時に起こることもあれば別々に起こり、痛みがしびれに変わっていくこともあります。

痛みについてはQ27でも説明しましたが、原因を軽減することをしながら、さまざまなタイプの鎮痛薬が開発されているので、これらを単独あるいは組み合わせて治療します。治療によって痛みは徐々に軽減していくことが多いのです。

これに対してしびれは神経障害ならその原因を治療し、血行障害が原因ならば血行を改善し、糖尿病が原因ならばその治療をまず受けるのが大切ですが、痛みと異なり、しびれを抑える薬はあまり多くありません。従来から使用されてきた薬は、神経の損傷を治すのを助けるビタミンB12、血行を改善するプロスタグランジン、糖尿病性ならばキネダック、三叉《さんさ》神経痛のテグレトール、抗うつ薬、麻薬のオピオイドなどでした。２０１０年からもともとは帯状疱疹《ほうしん》後神経痛の薬であったリリカが、帯状疱疹に限らず神経が障害されて痛みやしびれをきたす場合にも使えるようになりました。リリカは神経痛の痛みを抑えるだけでなく、しびれも改善します。しかし痛みが軽減しても、リリカなどを服用していてもしびれは残る場合が多いのです。原因がはっきりしない場合や大きな問題がない時は、しびれに慣れることも必要になります。

Q35 X線で変形していると言われましたが、変形しているのは悪いことなのでしょうか？

この本の読者にも、骨や関節のX線検査を受けた際、医師から「変形している」といわれたことがある人がいるはずです。たしかに、骨が変形して神経を圧迫する場合や、関節軟骨や骨が変形して関節痛を起こすことはあります。しかし、必ずしも変形そのものが悪いわけではないのです。普通の変形は老化・加齢現象によるものです。歯がすり減るのも髪の毛が白くなるのも同じことです。変形だけなら治療する必要はありません。鏡を見て、白髪や顔のしわが増えて年齢を感じるのは、仕方がないともいえます。骨や関節の変形も同じようなものなのです。

変形のひとつの形として、骨棘《こつきょく》と呼ばれる骨のトゲがあります。これは関節などが動きすぎる時に反応性に骨の一部が飛び出してくるのですが、骨棘が神経や靱帯などを圧迫する時以外は全く問題ありません。

X線を見た時に、腰椎でよく見られる骨棘は、動きすぎる部分をつっかえ棒のように固定して、むしろ腰椎を保護してくれているように思うことがあります。膝関節も年齢的に徐々に骨棘的な骨の変形が関節面の横に広がっていきます。年齢とともに多くの人で膝関節が太くなりますが、これは人間以外の動物が4本以上の足で体重を分散して支えているのに、人間だけがたった2つの膝関節に全体重がかかることにより軟骨がすり減りやすくなるのを、関節の面積を増やして圧力を下げている、いわば体の防御反応にも見えます。骨棘はそれほど怖いものではありません。

Q36 変形性関節症は治らないものなのですか？

変形性関節症とは、関節の軟骨や骨が、加齢とともに変性したり変形したり、すり減ってきて痛みや機能障害をきたす病気です。特に原因のない場合と過去に骨折や捻挫、感染などの原因がある場合とがあります。全身のどこの関節でも起こりますが、体重のかかりやすい股関節や膝関節に多く生じます。指の第1関節の変形と痛みを生じる、へバーデン結節も変形性関節症です。女性の方が男性よりなりやすいのですが、なぜ女性に多いのかはわかっていません。

歯が抜けたり、耳が遠くなるのも同じ現象と考えてください。たしかにすり減った軟骨や変形した関節は元に戻ることはありませんが、補聴器で聴力をおぎなうように、変形性関節症も、症状に合わせて上手に使い、適切な治療をすれば大きな問題なく一生を過ごせることが多いのです。変形性関節症も日々のメンテナンスが重要です。

下肢の関節であれば、肥満の人は体重を減らす事が一番大事です。減らすのが難しければ、それ以上増やさないように心がけましょう。関節は滑らかに動く素晴らしい器官ですが、さすがに使いすぎたり負荷をかけすぎたりすると摩耗してきます。上手に一生使えるように工夫すればよいのです。でも、あまりにも変形がひどく、消炎鎮痛薬やリハビリや装具などでも痛みが我慢できない時は、手術をした方がよいこともあります。主治医の先生とよく相談してください。

変形は治らないけれども、痛みは減らせることを覚えておいてください。

Q37 骨折して毎週X線検査を受けていますが、放射線の被曝は大丈夫でしょうか？

骨折の有無を確認し、治癒具合を調べるためにX線（放射線）を使ってX線写真を撮りますが、診断と治療に必要であり、また検査で照射するX線の量は数十回被爆しても、人体に害を受ける程度ではないので安心してください。

それでも心配な方は大阪大学医学部付属病院 放射線部のホームページで「放射線被ばくについて」(http://www.hosp.med.osaka-u.ac.jp/home/hp-radio/info.html) が様々な疑問に明快に応えていますので、ぜひ参考にしてください。そこからX線に関する主な部分を抜粋整理してまとめておきます。

Q 何回も撮影を受けても大丈夫でしょうか？ ⇩ **A** 数十回検査を受けても人体に害をもたらす量よりははるかに少なく、安心してください。

Q 子供が撮影を受けても大丈夫でしょうか？ ⇩ **A** 体が大人より小さいので、X線の量も少なくて済むので影響を心配する必要はありません。

Q 妊娠しているときに、検査を受けても大丈夫でしょうか？ ⇩ **A** 胎児の被曝が100ミリグレイ以下であれば問題ないと疫学的調査で確認されています。

Q 将来生まれてくる子供に影響はありませんか？ ⇩ **A** 生殖器以外の被ばくならばまったく問題なく、生殖器が被ばくしても通常の線量なら影響を心配する必要はありません。

Q38 成長時痛とはどんな痛みで、放っておいても大丈夫なんでしょうか？

成長時痛は2～12歳くらいの男の子に多く、ケガなどの原因がはっきりしないのに、主に夜に太ももやふくらはぎを痛がる病気です。泣きながら痛みを訴えるほど痛みが強いときもあります。たいていはそばで親が足をなでたりしてあげるとけろっと治まります。足に発赤や腫れなども見られません。私の長男も5～6歳のころ、家で寝ていて突然、片方の足をばたばたさせて痛がったことが、何回かありました。整形外科医の私でもうろたえましたが、数分後には何事もなかったように眠ります。後日、下肢のX線写真を撮りましたが、特に異常はありませんでした。その後、症状はまったく出ていません。

このいわゆる「成長時痛」は下肢のどこが痛むのかはっきりしないことが多いのです。ただし、類骨腫といって、膝周辺の骨にまれに見られる良性の骨腫瘍や、もっとまれには悪性腫瘍などもあり得るので、何回も痛がるときは必ず一度整形外科医に受診してX線検査を受けてください。異常がなければ医師と相談して様子を見ればよいと思います。

原因ははっきりしていません。成長時には骨と筋肉の成長のスピードが異なり、骨の方が特に夜に早く成長するのでそのアンバランスで痛がるとか、神経質な子どもに多いとか、長男に多いとか、諸説あります。いずれにしても、足に発赤や腫れなどの異常がなく、X線でも特に問題なさそう、と医師にいわれたときには、痛み止めのクリームなどを塗ってあげればよいと思います。

Q39 ロコモとかロコモティブなんとかとか時々聞きますが、何のことでしょうか？

ロコモは「ロコモティブシンドローム」の略語で、和名を運動器症候群といいます。人類史上経験したことがない超高齢化社会をむかえ、歩けない、寝たきりになるなどの運動器の障害が飛躍的に増えています。２００７年に日本整形外科学会が運動器の障害による移動能力が低下した状態を表す言葉としてロコモティブシンドローム（以下ロコモ）を提唱しました。多くの人にロコモのことを知ってもらい、自分でチェックし、日々の簡単な体操でのロコモ予防が目的です。

ロコチェックといわれる自己診断法では、次の７つの項目の１つでもあればロコモに該当します。**①片足で靴下がはけない、②家の中でつまづいたり滑ったりする、③階段を上るのに手すりが必要である、④家のやや重い仕事が困難である（掃除機の使用、布団の上げ下ろしなど）、⑤2kg程度の買い物をして持ち帰るのが困難である、⑥15分くらい続けて歩けない、⑦横断歩道を青信号で渡りきれない。**以上の７つの内、１つでも当てはまればすでにロコモです。

ロコモを予防し治療する方法としてロコトレーニング（ロコトレ）があります。①左右１分ずつ１日３回の片足立ちをする（転ばないように何かにつかまって）、②浅いスクワットを５～６回することを１日３回する（テーブルに手をついて椅子から立ち上がるのでもOKです）、その他、ウォーキングやラジオ体操などもロコトレに役立ちます。毎日少しずつでも続けて行えば、ロコモ予防や改善に役立ちます。

Q40 インフルエンザにかかると関節が痛くなるのはなぜでしょうか？

インフルエンザなどのウィルス感染症にかかると、普通の風邪の症状以外に高熱、頭痛、関節痛、筋肉痛、全身倦怠感などの全身症状が強く出てきます。このうち、関節痛がなぜインフルエンザで起こるのかは現時点の医学では不明だと思います。私は疑問に思ったことで興味あることはほぼ全部調べることにしています。整形外科関連のさまざまな疑問も35年間ずっと調べてきました。もちろん、まだまだ知らないこともあります。しかし、現時点で私が調べてもまったく原因が不明な疑問はこの1点だけです。

今までに整形外科医でこの質問に明快に答えた人は私の知る限りいません。膠原病《こうげんびょう》専門の大学教授も首をかしげていました。感染症が専門の大学教授にも質問しましたが、やはり不明との答えでした。その感染症の教授が「ウイルスの抗原が関節のどこかに反応しているか、サイトカイン（免疫にかかわるある種のタンパク質）が放出されるのか……」と言葉を濁しながら最後に答えていました。私はその分野には詳しくはないのですが、ウイルスが間違って関節と反応しているか、ある種のサイトカインが出現して関節に炎症を起こしているのだろうと想像していました。

同時に筋肉痛も起こるのですが、なぜ筋肉痛が起こるのかも分かっていません。一説によると、筋肉が微細に動いて高熱を逃がしているのではないかともいわれています。

この文章を読まれた方で、答えをお持ちの方がおられたらぜひご教示下さい。

Q41 マッサージや指圧はどの程度すればよいものでしょうか？

全身の筋肉をマッサージでほぐしてもらうと気持ちのよいものです。私もごくたまにですが、リラクゼーションとしてのマッサージを受けることがあります。しかし、強く揉まれると痛く、翌日まで痛みが続きます。

軽いマッサージならば、筋肉を柔らかくして血行を促進するので体によいと思います。しかし強いマッサージは筋肉を傷めて後々に障害を残す可能性があります。いわゆる揉み返しです。シンガポールで足揉みに連れて行かれたとき、私には痛くて拷問でした。隣の先輩は気持ちよさそうに足を揉まれています。私が痛がりなのではなく、強いマッサージで気持ちよく感じる人は弱いマッサージでは効いた気がしないのだと想像します。つまり揉んだ痛みに慣れてしまい、気持ちよく感じてしまっているのだと思います。それはよいことではないと考えています。

指圧はもっと強い力でいわゆるツボという部分を押します。私もたまに肩がこり、こった部分を指で押すこともありますが、少しだけです。筋肉はデリケートな組織です。強く揉んだり、ましてや強く圧迫すれば筋肉の線維（「繊維」ではない整形外科用語）が断裂して内出血を起こします。料理で硬い肉を叩いて軟らかくするのも、筋線維をバラバラにして柔らかくするためなのです。軽い指圧なら刺激でよい影響があるかもしれませんが、強すぎるのは禁物です。あまりマッサージや指圧に頼りすぎて、強くないと効いた気がしないようにならないようにして下さい。

Q42 おすすめの座り方や歩き方があったら教えてください。

座り方をインターネットで検索すればたくさんの記事が出てきます。なんだか行儀作法の教室みたいです。3冊目の拙著『腰痛はガンでなければ怖くない』では、労働災害の腰痛を防ぐための座り方を中央労働災害防止協会のパンフレットから引用しましたが、体をねじったままにしない、足を組んだままにしない、椅子や机の高さを調整する、ときどきストレッチをする、深く腰掛け背中を背もたれにしっかり当てるなど、簡単な工夫でよいのです。何も決まった座り方などありません。受付の仕事で他人に見られる場合は別でしょうが、オフィスや家で椅子に座ってデスクに向かって仕事をするときは、自分に合った机や椅子の調整をして、自分の好きなスタイルで仕事をすればよいと思います。あまり右だけに体を傾けるとか、猫背過ぎて顔が机にひっつきそうだとか、足を組んでのけぞってえらそうにするとかは首、腰、肘、手などに負担がかかるので注意しましょう。むしろじっと座って動かないことが問題です。ときどき座ったままでストレッチをしましょう。さらに立ち上がってトイレに行くのもよいと思います。ウロウロ部屋を歩くだけでもじっとしつづけるよりはるかにましです。

歩き方は座り方とは違い全身運動で健康にも関わるため多少は気を使った方がよいと思います。背筋を伸ばす、頭を天井から糸で引っ張られているようにイメージする、顎を引き気味にする、目線は少し上げるくらいなら簡単です。大股で歩く方が健康によいとも言われています。

Q43 まっすぐ上を向いて寝るのが正しい寝方でしょうか？

私は歴史が好きで、昔の時代を自分なりに想像して楽しみます。畳の生活は今では当たり前ですが、かつては武士や貴族のもので、庶民には畳は無縁でした。せいぜいござかむしろを土間か、よくても板の間に敷いてその上に寝ていたと想像します。枕はあったとしても、堅い木の枕だったかもしれません。歴史ドラマや映画ではお殿様も武士もまっすぐ上を向いて寝ているシーンばかりです。横を向いて寝ているシーンはあまり観た覚えがありません。しかしござの上ならば、枕があったにしても、上向きには寝にくいでしょう。きっと横向きに寝ていたはずです。柔らかい寝具が普及してからようやく上を向いて寝ることができたのではないでしょうか。

話が長くなりましたが、腰痛によい寝方は、横向きに寝て軽く腰を曲げ、股関節も膝関節も少し曲げた状態です。上向きに寝たいなら、膝の下に柔らかいものを入れて膝と股関節を軽く曲げ、腰を少し曲げた状態がよいのです。うつぶせは腰を反って寝てしまうので腰痛を起こしやすくなります。上の部分がすこしアップした、あるいはリクライニングしたベッドならば上向きが腰も曲がって楽なのですが、フラットな寝床で寝る場合には上向きよりも横向きがよいのです。そして寝返りを左右交互にできる寝方、寝具が最もよいのです。どうしても上を向いてしか眠れない人もいるようですが、できれば膝の下に座布団でも敷いて少し膝を曲げて、しかも左右に斜めでもよいので寝返りがしやすいようにしましょう。寝ながらもぞもぞ動くのがポイントです。

Q44 正座は文字通り「正しい座り方」なのでしょうか?

正座が日本古来の正しい座り方だと思っている方が多いと思います。しかしそれは間違いです。正座をする民族は世界にはあまりなく、韓国では罪人にさせ、イスラム教では祈りの最中に一瞬正座をするだけです。中国では古来から椅子の生活でしたし、インド人もあぐらです。仏像は座禅つまり結跏趺坐《けっかふざ》などです。日本でも江戸時代まではあぐらがほとんどでした。平安時代の貴族も、茶の湯の祖である千利休もあぐらでした。現在分かっているところでは、江戸八代将軍吉宗の治世から正座が始まったと言われています。吉宗はあぐらでしたが、部下の大名達にしびれの切れる正座をさせて、刃傷沙汰《にんじょうざた》を防いだとも言われています。その後武士の間で正座が流行りましたが、「かしこまる」「端座」と呼んでいました。明治以降、武士の作法に憧れた庶民の間で畳の普及とともに端座が普及したようです。「正座」という言葉が出来たのはもっと新しく、1941年当時の文部省が修身のなかで広めたのが始まりです。

このように、正座は必ずしも正しい座り方でも日本古来の作法でもありません。比較的新しい座り方です。そして正座をすると膝関節の内部の圧力が高まり軟骨を傷めます。変形性膝関節症など膝に障害のある方には正座をしないようにと指導しています。近年では、茶道でも椅子に座る「立礼式《りゅうれいしき》」が広まりつつあります。数年前にイギリスのチャールズ皇太子が東京を訪問したときの茶席では、皇太子が舛添前東京知事と椅子に座っていたのが印象的でした。

Q45 正座が出来ないと日本人として恥ずかしいのでしょうか？

日本文化としての正座は美しいと思いますし、姿勢がピンとして気持ちがしゃんとするとは私も感じます。しかし前項でも説明したように、正座は正しい座り方ではありません。儒教とともにそして軍国主義とともに正座という変な名前になってしまっただけです。変形性膝関節症で痛みや変形が高度なときに非常に有効な手術である人工膝関節手術は日本国内で1年間に7万人に行われています。人工膝関節手術を受けると特殊な場合を除き正座はできなくなります。手術を受けていなくても膝関節に障害があれば多くの場合正座ができなくなります。最近は街の葬式では椅子スタイルがほとんどになりました。でも地方ではまだまだ葬式や法事などで畳に正座をせざるを得ないことが多いと思います。私も今では正座が苦手なので葬式でも法事でも畳の上では初め正座でも途中であぐらに変えます。亡くなった方や先祖に対して座り方で失礼かどうかは関係ないと思っています。さらに私の場合は腰椎の手術をして金属が入っているので腰を曲げにくく、あぐらも苦手なのでもう一度正座に戻すこともあります。正座ができないからと引け目を感じる必要はまったくないと思っています。

私は、畳や板の間で正座かあぐらをする必要がある料理店の場合、料理がいくら美味しくても、2度と行きません。しかし、伊勢神宮の神楽鑑賞は正座をしなければならず脂汗が出て参りました。昔は伊勢神宮でもあぐらだったはずだと心で慰め、周囲に憚りつつあぐらにしました。

Q46 椅子とベッドの方が膝への負担が少ないと言われても畳生活を続けたいのですが……。

畳は古くからある日本の素晴らしい文化です。新しい畳の匂いは気持ちを一新してくれます。しかし、最近では日本の家もマンションの部屋も洋風化し、畳の部屋がない家も増えてきました。並行して平均寿命も長くなり、腰や膝に障害のある高齢者が増えています。高齢者は家の中で過ごす時間が若い人より平均して長く、家の中で立ったり座ったりする回数も多くなります。

誰が考えても、畳や床から立ち上がるよりも、椅子やベッドから立ち上がる方が楽なことは明白です。椅子やベッドから立ったり座ったりする場合に膝関節はせいぜい90度を少し超える角度しか曲げなくて済みますが、畳や床から立ったり座ったりする場合はもっと深く膝を曲げる必要があります。スポーツの世界でも最近はウサギ跳びの練習をしなくなりました。膝を深く曲げてから伸ばすスポーツはほとんどなく、むしろ膝関節や筋肉を傷める可能性が高いためにウサギ跳びはしなくなっています。同じように、膝を深く曲げる姿勢を1日中何度も強いられるのは膝を傷めやすいのです。それ以外にも床からに比べて、椅子やベッドからでは立ち座りの距離がかなり短くなり、エネルギーは少なくて済みます。寝たきりや要介護の方を介護するのにベッドは必須です。そうでないと介護する方も大変です。布団を敷き押し入れに収納するのも大変です。ですから、畳の生活を続けたい人には、畳の上にテーブルと椅子を置き、ベッドを置くことも選択肢に加えてほしいと思います。それならば、両立が可能になります。

Q47 運動のためにランニングとウォーキングとどちらを選べばよいでしょうか？

今は空前のマラソンブームで、私の周りにも、マラソン大会に出た人、これから走る人などが大勢います。しかし、42・195㎞のフルマラソンを走ると、体力はもちろん身体組織そのものをかなり消耗します。心臓にも負担をかけ、脊椎にも上下の振動で神経などを圧迫する危険があり、下肢の筋肉や関節にも使いすぎによる障害をきたすこともしばしばあります。中年になってからランニングを始めるなら、短い距離にした方が安全です。

それに比べて、ウォーキングは中年以降に運動を始めるなら一番簡単で安全です。もともと人間は4つ足から2足歩行に進化し、走る能力の代わりに手を使って文明や芸術を発展させてきました。人間は歩く動物なのです。特に中高年以降の運動としては、ウォーキングが最も安全で効果的と推奨されています。ただし何事も適度が大切です。かつて1日1時間1万歩のウォーキングが推奨された時代がありました。しかし、2016年発行の青柳幸利氏の著書『やってはいけないウォーキング』（SB新書）では、群馬県中之条町の65歳以上の5000人の住民を15年以上調査した結果、一番健康的な歩数は「8000歩／20分」ウォーキング、つまり1日8000歩でその中で少し早歩きを20分取り入れる方法だと提言しています。1日1万歩以上歩くと免疫力が低下し、逆に病気になりやすくなるそうです。最初は5000歩程度から徐々に増やしていき、また体調がすぐれない時、暑い夏や寒い冬も歩数を減らしてもよいのです。気楽に取り組むことが大切です。

Q48 スポーツをしないと不健康になってしまうのでしょうか?

最近は中高年層のスポーツが花盛りです。私がクリニックを開業した２０００年頃は患者さんにはダンスや踊りが流行っている印象でした。２０１６年の現在では、ダンスや踊りだけでなく、山登り、ウォーキング、卓球などバラエティに富んでいます。90歳の高齢者でも卓球をしていて驚くことがあります。健康的にも適度な運動やスポーツが勧められています。私の子供の頃から比較しても、世の中全体で体を動かす機会が減るとともに食生活が豊になり、どうしてもカロリーオーバーになりがちです。運動不足とカロリーオーバーで内臓に脂肪がたまるメタボリックシンドロームになり糖尿病、高血圧、高脂血症などの生活習慣病になってしまう人が増えています。便利になりすぎているからこそ、運動することは現代人には重要になっているのです。

しかし、スポーツをする動物は人間だけです。もともとよく動いていれば必ずしもスポーツをする必要はないのです。日常生活での活動である生活活動とスポーツなどの運動を合わせて身体活動と呼びますが、厚生労働省では生活習慣病の予防には10分程度の歩行を1日に数回行う程度でも健康上の効果が期待できると提唱しています。体を動かすのが好きな人もいれば、本を読むのが好き、花の世話をするのが好きな人など、それぞれです。スポーツというと、卓球やテニスやサッカーを思い浮かべますが、好きでなければスポーツをする必要はないのです。１日10分ほどの散歩を数回するだけでもよいのです。じっとしないで体を動かすことが大切なのです。

Q49 健康のために一番よい体操はラジオ体操でしょうか？

体操と聞いて、まず頭に浮かぶのは「ラジオ体操」だと思います。１９２８年に国民の体力向上と健康の保持・増進を目的にしてアメリカの体操を参考にして作られたそうです。ラジオ体操と言えばラジオ体操第1のことをさし、子供からお年寄りまでの一般人向けで、ラジオ体操第２は少しアップテンポで若い人向けだそうです。そのラジオ体操第1ですが、私は過去40年以上した記憶がありません。そのため、インターネットで改めてラジオ体操を見てみると、全身を動かしてストレッチできるよい体操だと思います。さらに最近では高齢者のために座ってする体操も考案されていて進歩していると感じます。

しかし問題は、体操が複雑で、いつでもどこでも気軽にできる体操とはいいがたいことです。学校や職場で一斉に体操をするならできても、家の中で自分がヒマなときに体操するならもっと簡単な体操の方が便利で継続できます。肩こりや腰痛に私が勧める体操は、高齢者は転倒の危険があるのではじめから椅子に座って、両手を組んで挙げて左右に体を倒す側屈体操、組んだ手を胸の前に下ろして体を左右にねじる捻転体操、両手を膝の上に置いて軽く前屈と後屈をする体操です。東大整形外科の松平浩先生は、腰痛に「これだけ体操」と立って体を反るだけの体操を提唱されていますが、簡単で効果的だと思います。

体操に一番はありませんが、いつでもどこでも気楽にできる体操が継続できてよいと思います。

Q50 健康のために水泳を始めようと思いますがいかがでしょうか？

リオ・オリンピックで日本の選手達は素晴らしい活躍を見せてくれました。競泳でなくても泳ぐことは、心肺機能を向上し、筋力を増強し、膝や股関節など下半身の関節が悪い人でも安全で、なによりも水中でのリラックス感もあり、素晴らしいスポーツです。日本では全国いたる所にプールがあるので誰にでも泳ぐチャンスがあります。しかし、いくつかのデメリットもあります。プールで泳ぐためには水着やゴーグル、キャップなどの準備が必要、女性なら髪の毛が濡れ、化粧の不便さがある、結膜炎や中耳炎などの危険性がある、などです。さらに水泳は主に上半身の腕の力で泳ぎ、下肢は上半身ほど使いません。人間は手を解放して器用にして文明や芸術が進歩してきました。その分、力仕事、つまり歩いて移動することは下肢に任せています。歩く動物です。そして寝たきりを防ぐためには下半身とくに下肢の筋力を維持し、鍛えることが大切だと言われています。逆に上半身の筋肉を鍛えなさいとはあまり言いません。また、クリニックに来院する人でしばしば水泳をしすぎて肩を傷めているケースがあります。肩関節は股関節に比べて自由に器用に動く範囲が大きい反面、大きな力に耐えにくい構造になっています。

もともと水泳をしている場合は水泳を継続すればよいのですが、中高年から初めてスポーツをしようとする人には水泳よりも簡単に下半身を鍛えることのできる地上ウォーキングをおすすめしています。そして膝や股関節に障害のある人には水中ウォーキングがよいと説明しています。

Q51 腰痛体操にこれだというものはありますでしょうか?

腰痛体操は世界に100種類以上あると言われています。マッケンジー体操やウィリアムス体操やさまざまな人がいろいろな体操を提唱しています。しかし腰痛に一番よい体操というのは存在しないのです。2012年に日本整形外科学会と日本腰痛学会が公表した『腰痛診療ガイドライン』(南江堂)では、「腰痛に運動療法は有効か」の質問に対して、運動の種類によって効果の差は認められない、至適な運動量・頻度・期間については不明である、としています。

しかし、それでは実際に慢性腰痛がある人がどの体操をすればよいのか迷います。大事なことはとりあえず腰を動かすことです。じっと安静にすることや運動・体操不足がよくないのです。難しい体操や時間のかかる体操は必要ありません。簡単で短時間でいつでも出来る体操を選ぶのが賢明だと思います。私も今までの拙著3冊では腰痛に対する体操をアドバイスしてきました。椅子に座って、1つめは両手を頭の上に組んで(肩の上がらない人は胸の前で組んでもまた組まずにでもよいです)腰を左右にゆっくり倒す側屈体操、2つめは手を胸の前に組んで腰を左右にゆっくり捻《ねじ》る捻転体操、3つめは両手を膝の上に置いてゆっくりと体を前にかがめ次に反る前後屈体操です。あまり考えすぎずに、いろいろな方向に腰をゆっくり動かすことを心がけてください。腰の関節や筋肉をほぐして柔らかくしておくというイメージです。それによって動作の始めに起こりやすい痛みを予防してくれるのです。じっとしないことが大切です。

Q52 ぎっくり腰は安静がよいのですか、それとも動いたほうがよいのですか？

週に3〜4人が、じっと座れず寝起きに激痛が走るような急性腰痛症、つまり一般的にぎっくり腰というとても痛い腰痛で私のクリニックを受診に訪れます。少しでも動くと激痛が腰にくるので、経過を聞くときも診察するときもX線検査をするときも動作の度に痛みが走り大変です。このような急に生じて強い腰痛の時は誰しも安静にする方がよいと考えます。

しかし、私は医師になって5年目くらいの今から30年ほど前に、ある有名な米国の論文を読んでからは、感染性の腰痛の場合を除いて、激烈な腰痛でも安静にしないように患者さんに指導してきました。その論文には、急性で強い腰痛でも、安静にし続けるよりは最初から少しずつ動いている方がより回復が早いことが論証されていました。痛いからといって安静を数日以上続けると、その次に動く瞬間にもっと強い痛みが走ってますます動けなくなるからです。ケースにもよりますが、多くの場合は鎮痛薬を使いながら痛くても少しでも動いている方が痛みを分散できると私は考えています。しかしながら、当時はほとんどの医療機関で急性腰痛には安静を指示していました。ところが、２０１２年に発刊された『腰痛診療ガイドライン』で「安静は必ずしも有効な治療法とはいえない。急性腰痛に対して痛みに応じた活動性維持は、ベッド状安静よりも疼痛を軽減し、機能を回復させるのに有効である」と指針が示されると、世の中の治療法が「安静はよくない、少しずつ動いた方が早く回復する」というものに、がらっと変わってしまったのです。

Q53 慢性の腰痛は安静気味がよいのですか、それとも体操をした方がよいのですか？

２０１２年発刊の『腰痛診療ガイドライン』では、「腰痛に運動療法は有効か」という設問に対して、急性腰痛（４週未満）には効果がない、亜急性腰痛（４週～３ヶ月）に対する効果は限定的である。慢性腰痛（３ヶ月以上）に対する有効性には高いエビデンス（証拠）がある、運動の種類によって効果の差は認められない、至適な運動量・頻度・期間については不明である、と示されています。慢性腰痛に対しては運動療法がとても有効であるとはっきりと示されたのです。もちろん、ガンや解離性大動脈瘤などのように安静が必要なこともありますが、そうでない慢性の腰痛にはストレッチなどの体操をする方がよいのです。２０１５年７月に放映されたＮＨＫスペシャル「腰痛・治療革命─見えてきた痛みのメカニズム」では慢性腰痛のひとつの原因として脳が幻の痛みを感じてしまう、と説明していました。慢性腰痛が必ずしも脳だけの問題ではなく、疲労性や姿勢性の腰痛も多いと私は考えていますが、どちらにしても体操は大変有効なのです。一番大切な治療法あるいは原則といってもよいでしょう。適当でよいので、とりあえず腰を前後左右に動かす体操をしてください。考える前に動かすのです。それを習慣にして１日何度でも、何十回でも、１回数秒から30秒以内でも大丈夫なので腰を動かしましょう。私は54歳の時に腰椎の手術を受けて金属も入っていますが、腰痛の患者さんに体操を指導することで１日に10回以上体操をしているために、仕事もゴルフも問題なくできています。（体操の方法はＱ51を参照）

Q54 背伸びやあくび（欠伸）をなぜしてしまうのでしょうか？

人間だけではなく、猫も犬も背伸びをします。寝起きにする背伸びは硬くなった筋肉や関節を動かす準備体操だと考えられています。猫や犬がときどきする背伸びも狩猟動物がいつでも獲物を追いかけられるための準備ともいわれています。人の場合は、仕事や家事の合間に自然に体のストレッチをして硬くなった上半身を柔らかくしているのでしょう。早朝からパソコンに向かってこの文章を書いていて、今背伸びをしたら気持ちがすっとしました。気分転換にも役立ちます。

あくび（欠伸）は哺乳類以外にも爬虫類、鳥類にも起こり、覚醒と睡眠の境界から覚醒に向かうときに出やすいそうです。具体的には、眠たいとき、極度に疲れているとき、退屈なとき、極度の緊張状態、寝起きに起こりやすいそうです。あくびの機能はまだ不明ですが、呼吸によって酸素と二酸化炭素の交換を高める、顔面のストレッチ、内耳の圧力を外気と調整する、脳の温度を調整するなど諸説があります。あくびはうつることがありますが、人間があくびをすれば犬もあくびをすることがあり、動物同士の直感とも眠る時間を知らせるシグナルともいわれてます。

あくびをしながら背伸びをすることが多いと思いますが、深呼吸し、顔や体をストレッチして、気分がリフレッシュするという自然に備わった素敵な健康法だと思います。みなさんも顎を外さない程度に大きく口を開けて、両手を天井に向かって伸ばしてゆっくり背伸びをしてください。この本を読んで硬くなった体がほぐれます。

Q55 階段や坂道を上るときよりも下るときに膝が痛むのはなぜでしょうか？

今、崖を3m上る場合と下りる場合を考えてみましょう。上りの場合にももちろん危険はありますが、主に力が大切な要素になります。自分の体重を押し上げるだけのエネルギーを必要とします。反対に、下りる場合はあまりエネルギーを必要としません。それよりも、落ちてケガをしないことが大切になります。

たとえ3mでも、転落すれば大ケガにつながる可能性があります。しかし、階段がそこにあれば安全に下りることが可能です。高低差を階段で小分けしているのです。

階段や坂道を下る時は、この落下による体の損傷の危険を避けながら降りていくわけです。20cmでも関節や筋肉や頭に多少の衝撃を受けます。関節軟骨などがそのショックを受け止めるのですが、軟骨に変形や変性があれば痛みを生じやすくなります。上りは筋肉のエネルギーを使いますが、下りは軟骨や筋肉の柔軟性を最大限利用して体の安全を確保しているのです。

変形性膝関節症の患者さんが、階段や坂道の上りより下りの方が痛みを感じやすいのはこのためです。車のエンジンが上りを象徴し、ブレーキが下りを象徴しているとすれば、エンジンに必要なのはガソリンというエネルギーであり、ブレーキに必要なのはディスクやパッドという摩耗しながら摩擦で車を止める部品です。軟骨とブレーキパッド、ブレーキディスクが同じ役目だと考えてみてください。

Q56 シャワーを使うよりお風呂に入る方が健康的なのでしょうか？

湯船に浸かってゆったりした気分になるのはよいのですが、その際、お湯の温度と入浴時間に注意をしてください。また寒い日に、冷えたところから急に熱い風呂にはいるのも危険です。酒を飲んだ後の入浴にも注意が必要です。半身浴も長すぎると脱水で脳梗塞や心筋梗塞を起こす可能性があります。交通事故で平成27年の1年間で死亡した人が4117人なのに対して、お風呂で亡くなる人が年間約1万4000人といわれています。当院の患者さんでも短い期間に2人がお風呂で死亡されましたが、おそらく統計に出ない風呂での死者が多いのではないでしょうか。

きれいな水でたっぷりと、文字通り湯水のごとく風呂に浸かることができるのは日本人の幸せかもしれませんが、私はシャワーだけでもよいと思います。

アメリカやヨーロッパでは、手術のあと、翌日から傷口も含めてシャワーを浴びて、むしろ傷口の浸出液をきれいに洗い流すことがあります。日本では湿度が高いなど、環境も異なり、また民族性の違いなどから、手術後にシャワーや入浴を再開するのは、抜糸が済んでからがほとんどです。ただ、風呂に入ることとシャワーを浴びることとは条件が異なります。シャワーを浴びてもお湯は傷口の上を流れ落ちるだけで浸みこむことは、まずないものと思われます。しかし、入浴すると水圧でお湯が浸みこんでいく可能性があります。手足にスリ傷ができた時、風呂のお湯に傷口を浸けてもよいかよく聞かれますが、シャワーだけにしておいたほうがよいと答えています。

Q57 医師に受診しなくともよいときと、した方がよいときの判断基準はありますか？

ほかの科の病気に関しては異なる可能性があるので、ここでは整形外科的な腰痛や膝関節痛や手足の痛みやしびれに関して説明します。

日常生活の中で、誰しも体のどこかに痛みや違和感が生じることはあると思います。その頻度が歳を取るにつれて多くなってくるように私も感じます。とくにケガもしていないのに手首が痛くなり、動かすとピリッと痛みが走る場合など、自分で診断して腱炎になりかけているとか関節炎が少し起こっていると診断します。その痛みや腫れが1～2日で自然に治まれば問題ないと考えます。痛みが強ければ湿布やロキソニンなどの消炎鎮痛薬の外用薬や経口薬を使えばよく、それでやはり1～2日で収まれば様子をみて大丈夫です。痛みや腫れがかなり強い場合は急いで医師に受診した方が安全です。しかし徐々に痛みが強くなる場合はもう少し様子をみてもよいかもしれません。1～2週間も痛みが続き、徐々に強くなっている場合は医師を受診してください。1～2ヶ月以上同じところに痛みや腫れが続き一向に引かない場合や、仕事や日常生活に支障をきたす場合は一度整形外科を受診して診察と診断をしてもらった方が安心だと思います。

また、病気は早く見つけて早く治療を開始した方が早く治るので、心配な方は早めに受診してください。あまり自分だけで解決しようとすると不安や心配でストレスになることがあります。医師に診察してもらって、たいしたことがないと言われただけで痛みが減る場合もあります。

Q58 よい医師の見つけ方はありますか、また、手術件数が多い病院はレベルが高いのですか？

たとえ医師であっても、自分の専門外の病気に関して、どの医師にかかればよいのか、わからないものです。まして、一般の人が病気やケガをした場合にどの医師にかかればよいか、迷うことが多いと思います。その場合は、まず自分の知っている中で、一番信頼できる医師に相談しましょう。その医師がよい先生であれば、他の専門科のよい医師を知っている可能性が高いと思われます。よい医師に出会うためには、多少の時間と努力が必要かもしれません。患者さんの口コミはもちろん大切です。私の医院も口コミが一番大切だと思っています。しかし、患者さんの口コミは自分一人の体験だけで判断していることが多く、医師の口コミの方がより正確です。

最近、新聞や雑誌で、病院のレベルを比べるために、カテーテルや手術などの件数を比較する記事をよく見かけます。ただ、大学病院や市中の大病院などは、同じ病気でもかなり難易度の高い患者さんが紹介される傾向にあるために、手術件数は必ずしも多くなく、成績も満足できる結果ばかりにはなりにくいのです。難易度を比較する物差しがないために、数でしか比較検討できないといわれればそれまでですが、マスコミが各病院の症例数に順位をつけて公表するのを見るにつけ、何かもどかしい気持ちになります。

仮に症例数だけでランキングを付けるならば「症例の難易度は考慮されていません」という大きな但し書きを付けてほしいと思う医師は、おそらく私だけではないでしょう。

Q59 整形外科はそもそもどのような病気やケガを診てくれるのでしょうか?

整形外科と聞いて、瞼《まぶた》を二重にしたり顔のシワを取ったりする美容外科あるいは美容整形を思い浮かべる方が多いかもしれません。事実、テレビや新聞の報道でも美容整形と整形外科を混同しているケースがよくあります。また単に外科という看板のクリニックであれば、整形外科ではなく、消化器外科や心臓外科出身の医師が診療をしていることがほとんどです。

整形外科とは、骨や関節や筋肉や神経などを扱う科のことをいいます。たとえば、首、背中、腰、肩、肘、手、股、膝、足の痛みやしびれや動きの悪さなどを診療します。病気以外の手足、首、背中、腰のケガや骨折や脱臼、捻挫なども扱います。スポーツによる障害、関節リウマチ、骨や筋肉の腫瘍、骨粗しょう症、骨格の変形など頭部以外の頚部から下のさまざまな障害を診断と治療する専門科です。交通事故災害や労働災害も整形外科が扱います。

美容整形外科と紛らわしいので「整形外科」という呼び方を「骨・関節科」とか「運動器科」という名前に変更した方がわかりやすいとの意見もあります。

外科という名称を用いているため、手術をするイメージが強いと思いますが、病院では手術をするものの、一般開業医では、たいていの場合内科的、保存的な治療を行います。病気の内容によっては、たとえば関節リウマチでは、内科と整形外科の両方の科でそれぞれあるいは協力して治療することもあります。

Q60 整形外科と外科とは違う病気を診るのですか？

脳神経外科、心臓血管外科、呼吸器外科、整形外科、泌尿器科、形成外科などの細かい専門分野がない時代には、外科医がすべての手術やケガの治療を行っていました。今でも医師が少ない僻地では一人の医師がすべてを診療しなければならないことがあります。しかし、この数十年の間に専門科が確立され、どんどん分野が細かく専門的になってきました。現在、一般的に外科といえば、食道、胃、小腸、大腸、肝臓、膵臓、胆嚢などの消化器系を手術する消化器外科のことをいいます。開業すれば手術はほとんどしなくなるので外科医は内科系、泌尿器科系、整形外科系、皮膚科系の病気も診療することになります。整形外科が日本で最初に専門科として大学病院に出来たのは1906年で、それからもしばらくは全国の大学病院では整形外科はなく、外科が整形外科の治療も行っていました。この30年ほどの間には整形外科がどこの大学病院にも一般病院にもでき、その結果として整形外科開業医もかなり増えています。私は大学卒業後最初に一般消化器外科教室に入局（就職）しました。2年間消化器外科、胸部外科、麻酔科、一般病院で研修し、3年目から整形外科に転科し、その後30年以上は整形外科医として診療しています。

現在、私のクリニックがある神戸市垂水区の垂水駅周辺半径300m以内に私を含めて4軒の整形外科クリニックがありますが、20年前には垂水駅周辺には整形外科クリニックは1軒もありませんでした。当時は外科クリニックが整形外科の患者さんも診療していたのです。

Q61 腰や膝が痛いとき整形外科とペインクリニックのどちらを受診すればよいでしょうか？

厚生省が認めている医師の診療科名には単独では「ペインクリニック」はありません。「ペインクリニック」として広告することも禁じられています。ただし「内科（ペインクリニック）」などの表示は認められており、主に麻酔科医が担当します。神経ブロックを中心に薬物療法や理学療法で痛みの治療を行います。対象は頭から足先まで全身の痛みです。首の痛みや腰痛、肩関節、膝関節など整形外科領域の痛みも治療します。麻酔科の医師ならば注射は上手だと思いますが、整形領域の病気の診断と治療を整形外科医のようには経験していないので、最初は整形外科を受診するべきだと思います。整形外科で診断と治療が対応できればペインクリニックに受診する必要はありません。整形外科医は神経ブロックも当然上手です。整形外科で病気の原因が分からず、ずっと痛みが続く場合や、原因が分かっても整形外科で痛みを取りきれない場合にペインクリニックを受診するのがよいでしょう。もちろん、顔面や特殊な神経痛で整形外科領域以外の痛みにはペインクリニックをはじめから選ぶこともあります。

腰痛や膝関節痛では体を診察してから通常はX線検査やMRI検査を行います。X線写真で骨や関節の異常を調べるためにです。X線検査でガンの転移が見つかったり変形が見つかったりすることもあります。まずは骨と関節と筋肉と神経の専門家である整形外科を受診し、重大な病気がないことを確かめてください。

Q62 手がふるえるのですが、どの科で診てもらえばよいのでしょうか？

手のふるえは、整形外科の病気ではほとんど見られない症状です。極度に使いすぎた時や緊張した時に手がふるえるのを生理的振戦《しんせん》と呼ぶそうで、かなり多いようです。

病気としてはパーキンソン病、本態性振戦、甲状腺機能亢進症などがあるので、まずは神経内科や内分泌内科を受診してください。それらの内科的な病気がない場合は一度心療内科で相談されるのがよいでしょう。

生理的振戦ならば、そのようなものだと納得してなるべく気にしない、忘れるように工夫してください。

パーキンソン病は、脳内のドーパミン作動性神経細胞に障害が生じて、ふるえなどのさまざまな神経症状が出る病気です。年齢とともに病気になる人が増えて、70歳以上では100人に1人ほどの頻度といわれています。この病は、手足の安静時のふるえ、筋肉が硬くなること、動作が遅く鈍くなる、仮面様顔貌、前のめりの小刻み歩行、止まれずに突進する突進現象などの症状をきたします。

パーキンソン病の患者さんは、筋肉が普通の人より緊張が強く、それだけ疲れやすいといえます。多くのかたは高齢で腰も曲がっていて、ただでさえ脊柱起立筋が疲れやすいところに、筋肉が緊張しすぎるために疲労性の腰痛をきたしやすくなります。

詳しくは、神経内科の専門医に相談してください。

Q63 頭痛はどの科で診てもらえばよいのでしょうか？

人間の頭は脳をはじめとして重要な器官が集中しています。そのため、頭にかかわる専門科は脳神経外科、神経内科、眼科、耳鼻科、口腔外科、歯科、形成外科とたくさんあり、頭痛といっても様々な原因があるため、どの科に受診するかの判断が難しい場合があります。

頭痛の原因はたくさんあります。くも膜下出血、脳出血、高血圧脳症、脳炎、髄膜炎、急性・慢性硬膜下血腫、脳腫瘍、側頭動脈炎、片頭痛、群発頭痛、緑内障などです。急を要しない場合はまず脳の専門家である神経内科を受診します。目に症状があれば、同時に眼科も受診してください。緑内障は気づかないうちに進んで視力が落ちることがあるので、頭痛をきっかけに眼科で検査を受けることもよいと思います。

首から後頭部が痛む頭痛・頚部《けいぶ》痛は、緊張性頭痛・筋緊張性頭痛といって、整形外科の領域の頭痛のこともあります。

脳出血、脳の血管が詰まって脳が壊死になる脳梗塞、脳内の血管が破裂するくも膜下出血の3つを合わせて脳卒中といいますが、この場合は急を要します。急に強い頭痛が起こった場合は、なるべく早く、脳の専門病院か脳神経外科のある大きな病院を受診してください。早く診断し、治療を開始するほど、後々の後遺症を少なくできます。整形外科の筋肉性や末梢神経性の頭痛は急がないので、脳に問題が無ければその後に受診してください。

Q64 顔面のしびれやめまいはどの科で診てもらえばよいのでしょうか？

顔面の神経支配は顎の下の部分を除いてはすべて脳神経の支配です。顔面のしびれを起こす病気には、次のようなものがあります。①脳卒中（脳梗塞、脳出血、くも膜下出血）や脳腫瘍、②顔面神経麻痺――脳の末梢神経で主に運動を司る顔面神経が、原因不明あるいは帯状疱疹ウイルス感染などにより主に片方の顔面の筋肉に麻痺が生じて、瞼を閉じられない、皺《しわ》を作れない、よだれが垂れる、味覚障害などの症状が現れる病気です。治療は神経内科か脳外科で行います、③三叉《さんさ》神経痛――主に顔面の片方に耐えがたい強い痛みを生じる病気です。これらのしびれの場合、最初は神経内科に受診してください。

めまいには、ぐるぐる回るような回転性の末梢性めまいと、よろめくような回転しない浮遊性の中枢性のめまいがあります。末梢性は耳鼻科が専門ですが、突然の難聴とめまいをきたす突発性難聴は診断と治療が早ければ早いほど後遺症を残しにくいので難聴にめまいが重なったときは急いで耳鼻科か休日や夜間の場合は大病院の救急外来を受診してください。

中枢性めまいは脳や小脳の障害、脳血管障害、腫瘍などが原因のことが多く、まずは神経内科を受診してください。高血圧が原因の場合は循環器内科で治療を受けることになりますが、脳の病変がないかどうか調べるためにはやはり神経内科を先に受診して検査を受けるのがよいと思います。神経内科は、比較的大きな病院にしかないので、注意が必要です。

Q65 手のしびれがあるのですが、脳神経外科、神経内科、整形外科のどの科で診てもらえばよいでしょうか?

手のしびれは原因が脳、首、肘や手首、腕の神経の変性、腕に行く動脈が狭くなるなどさまざまです。腕全体が突然あるいは徐々にしびれたり痛んだり運動麻痺を起こした場合は脳が原因の場合があるので、なるべく早く脳神経外科か神経内科を受診してください。私も50歳の時に突然右腕のしびれと右半分が見えなくなる半盲をきたして急いで大病院の救急外来に受診し脳梗塞の診断で入院しました。脳に異常がなければ、頸椎性《けいつい》やそれより末梢の肘や手首で神経が締め付けられて生じるしびれの可能性があるので整形外科を受診します。

そのほか、まれですが、末梢神経そのものが変性を起こしてしびれやマヒをおこす場合がありその場合は神経内科を受診します。胸郭出口症候群という、首の下の方で片方の腕に行く動脈や静脈が筋肉などによって締め付けられて生じる病気があり、この場合は診断が難しく血管造影が必要なので大病院の心臓血管外科などを受診することになりますが、まず脳神経外科、神経内科、整形外科を受診して原因が分からない場合に最後に受診することになると思います。

腕全体がしびれるときはまずは脳神経外科か神経内科、首を動かして腕にしびれや痛みが走る場合は頸椎性を疑って整形外科、肘や手より末梢のしびれは整形外科か神経内科と考えればよいでしょう。しかし緊急性を考えればまずは脳を検査してもらうのが第一選択かもしれません。

Q66 顎《あご》が痛む、胸が痛む、背中が痛む、手の爪に変形がある、それぞれの場合の専門科を教えてください。

顎《あご》の付け根の関節が痛み、口を開けると痛い場合は顎《がく》関節症のことが多いのでまずは歯科か病院の口腔外科を受診してください。まれに関節リウマチの場合もあります。

胸が痛む場合、強い痛みの時は緊急を要することがあるので、循環器内科や休日・夜間の場合は大病院の救急外来を受診してください。弱い痛みなら数日中に循環器内科、咳が出たり熱があれば呼吸器内科を受診します。心臓も肺も問題なければ、整形外科を受診します。

背中が痛む場合はまずは整形外科を受診するのですが、内臓の病気として、胃炎、膵炎、まれに大動脈瘤解離などがあり、整形外科ではっきりせず、痛みが安静時でも持続する場合や強くなっていく場合には、まずは循環器内科、次に消化器内科を受診してください。

手の爪の周囲の化膿ならば整形外科、皮膚科、形成外科のどれでもよいので受診してください。爪は皮膚の一種なので、爪に変形がある場合はまず皮膚科に受診します。皮膚科の病気でなければ内科を受診しますが、皮膚科の医師に聞けば指示をしてくれると思います。指の第1関節の変形性関節症であるへバーデン結節でも変形が強い場合は爪も変形を起こすことがあります。グロームス腫瘍という指先の腫瘍によっても爪の変形が起こる場合がありこれらのへバーデン結節と腫瘍は整形外科を受診します。整形外科でも特に手の外科という専門科を探すのがよいでしょう。

Q67 足のむくみがある、足に静脈瘤がある、足指の巻き爪がある、それぞれの場合の専門科を教えてください。

全身的なむくみ、浮腫の原因としては、加齢による臓器機能低下症、腎不全、心不全、肝性、低蛋白血症、甲状腺機能低下症、クッシング症候群、悪性腫瘍などがあり、内科とくにまずは循環器内科を受診してください。下肢の皮膚の感染症ならば整形外科か皮膚科を受診します。

その他薬剤性として、たとえば非ステロイド系消炎鎮痛薬、たとえばロキソニン、ボルタレン、セレコックスなどによる腎機能低下などの場合は薬をもらっている医師に相談してください。80歳以上の高齢者では約半数が腎機能低下になっていて、これらの消炎鎮痛薬で一過性の腎機能障害を起こして全身や顔、下肢のむくみをきたすことがあります。片方の足がむくむ場合で深部静脈血栓症やリンパ管閉塞の場合は血管外科を受診します。いずれにしても内科的な原因で下肢のむくみや浮腫が生じることが圧倒的に多いので、まずは内科の医師に相談してください。

足の静脈瘤は血管外科が専門ですが、病院によっては胸部外科や皮膚科が診療をする場合もあります。

足指の巻き爪は皮膚科と形成外科のどちらでも治療してくれます。以前は爪の形成術を行っていましたが、最近では形状記憶合金のワイヤーなどを使って期間はかかりますが簡単に矯正する方法が普及していて便利になっています。

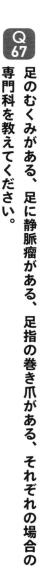

Q68 家族が腰痛持ちなのですが、腰痛は遺伝するのでしょうか？ 父も兄も腰椎椎間板ヘルニアでしたが、私の腰椎椎間板ヘルニアは遺伝でしょうか？

腰痛は人間の約85％が生涯に患うといわれていて、２０１３年の厚生労働省の調査でも、腰痛の有訴率は男性で1位、女性は肩こりに次いで2位を占めることから、腰痛はありふれた病気であり、遺伝とは断定できません。これに対して腰椎椎間板ヘルニアでは、２００８年に日本で腰椎椎間板ヘルニアの原因の一つに遺伝的要素があることが発見されています。しかし、腰椎椎間板ヘルニアは遺伝的要素以外にも生活習慣、仕事、体型、体重などの要素も大きくかかわっていることが分かっていて、遺伝する病気とまではいいがたいと思います。もし、現在、腰痛や腰椎椎間板ヘルニアがないのなら、あまり心配しないで腰痛に共通の生活の注意（Q51、52、53参照）をしながら、体重のコントロールなどに気をつけてください。腰痛や腰椎椎間板ヘルニアがあれば、医師の指示に従って治療を行えばよいと思います。血友病などのいわゆる遺伝病とは異なり、子供に遺伝するかどうかは分からないと考えて、不安に思わないことが大切です。

遺伝子の研究が進み、今まで分からなかった多くの病気に遺伝子が関連していることが分かってきました。しかし、遺伝の要素があっても、必ずしも発症するわけでもないので、必要以上に不安に思い怖がる必要はありません。人生、あまり未来が規定されるとつまらなくなります。

Q69 腰部脊柱管狭窄症や変形性膝関節症で将来歩けなくなる不安があります。

寝たきりになることは自分自身にとっても家族にとっても社会経済的にも最も避けたいことの一つです。日本は世界でも長寿国ですが、Q21でも説明したように寝たきりの期間も世界一長いのです。クリニックに来院する患者さんにも、腰部脊柱管狭窄症や坐骨神経痛、あるいは変形性膝関節症で痛みの強い場合に、将来この病気で寝たきりにならないか、心配する方がときどきいます。

ところが、２０１３年度に厚生労働省が公表している国民生活の動向によれば、寝たきりと要介護がほぼ同じ状態と考えた場合、要介護の原因として1位が脳卒中（脳梗塞・脳出血・くも膜下出血）で21・7%、2位が認知症で21・4%、3位が高齢による衰弱で12・6%、4位が骨粗しょう症による骨折になっています。つまり、腰痛疾患や関節疾患で寝たきりになることは少なく、脳卒中や認知症、衰弱を心配すべきなのです。

私は50歳で軽い脳梗塞になり、54歳で腰部脊柱管狭窄症の手術を受けましたが、心配なのは、ガン、脳卒中の再発、心筋梗塞などであり、腰のトラブルが再発する可能性があってもあまり気にしていません。3冊目の拙著『腰痛はガンでなければ怖くない』のタイトルそのままの気持ちです。

腰痛があろうとも、足のしびれがあろうとも、なんとかなるものです。膝も最終手段として人工膝関節というすぐれた手術があります。腰やひざ関節の病気からは、ほとんど寝たきりにはならないのです。

Q70 ある整形外科で「腰痛症」といわれ、別の整形外科では「ヘルニアの一歩手前」といわれたのですが、どう理解したらよいのでしょうか？

私の知っている腰痛の患者さんにも、他の医師に「腰痛症」とか「ヘルニアの一歩手前」といわれたという人がいました。医師の説明はもっと詳しかった可能性もあるので断定はできませんが、「腰痛症」とは変な病名です。いや、病名ではなく、症状名です。つまり目が痛い場合を「目痛症」、頭が痛い場合を「頭痛症」などと症状である痛みを病名にしてしまっています。これでは診断名にはなりません。腰痛にはさまざまな原因があり、確かに原因不明の腰痛もありますが、安易に原因不明と考えて腰痛症と説明しない方がよいでしょう。民間でぎっくり腰というのを整形外科では急性腰痛症ともいいますが、これも椎間関節捻挫、椎間板損傷、筋肉の捻挫、腰椎捻挫などと症状と所見からある程度見分けて診断するべきです。捻挫ならケガですから最初は痛いのは当然で、粛々と鎮痛薬を服用したり湿布を使いながら、腰を温め、安静にしないで生活し徐々に体操をしていけばよいのです。足関節の捻挫と同じと考えれば理解しやすいでしょう。足関節の捻挫などは最初は冷やしますが腰椎の捻挫は最初から温めた方が早く治ります（Q2参照）。

椎間板ヘルニアの一歩手前も変な説明です。他科の医師はそのような病名を使わないと思います。整形外科医ももう少し詳しく診察して病名を診断して説明する必要があります。そうでなければ患者さんが納得してくれません。

Q71 整形外科クリニックに受診してもほとんど病名を教えてくれないのですが……。

受診した患者さんに前の病院で病名はどのように説明を受けましたか、と尋ねると、しばしば病名は聞いていないが鎮痛薬と湿布をもらった、と答えます。医師が診療する場合はカルテに診療経過を記録する必要があります。そして保険に診療報酬を請求するためには病名が絶対に必要です。ですから医師は何らかの病名を想定しているはずですが、整形外科の病気、とくに腰痛に関しては病気の原因が複雑に絡んでいることがあり、簡単には診断を決定できないことが多々あります。X線写真で腰椎分離症が見つかっても、必ずしもそれが腰痛の原因とは限らず、それ以外の原因が画像では見えにくいのも一つの理由です。そのため訴訟の多い昨今、整形外科医も慎重にならざるをえず、病名をはっきりとは言わずに治療だけ始めることがあるのです。私は開業以来、病気の説明として診察の後に病名を書いた紙を99％の患者さんに手渡してきました。最初は診断名を患者さんに手渡して、間違っていたら訴えられないか心配でしたが杞憂でした。ただし、診断に自信がないときは「〇〇だと思います」と確定できていないことを明記しています。すべての患者さんの病名を1回の診察とX線検査だけで完璧に診断することは不可能ですが、それにしても整形外科医は診断名を患者さんに伝えないことが多すぎます。整形外科の診療する体の部分が多くて簡単に診断できないことが一つの理由ですが、病名をはっきりと患者さんに伝えていないことが、患者さんがペインクリニックや民間療法に流れていく原因の一つだと感じています。

Q72 腰・背部痛で整形外科クリニックに通院していたタレントさんが実は大動脈瘤破裂で突然死したニュースを読みましたが……。

解離性大動脈瘤とか大動脈瘤といわれる病気は胸部や腹部にある大動脈が何らかの原因で動脈の壁が裂けて血管が太くなり、破裂して死に至ることもある怖い病気です。突然死の一つの原因ですが、発作が起こるまで見つからないことが多く、発作が起こったときには死亡に至ることも多いので予防するのも困難です。高血圧、高脂血症、喫煙、ストレスなどが原因になりますが、血液検査では分からないし、滅多にないこの病気のために胸部や腹部のＣＴ検査を受けることもないので症状がない時に見つかることは滅多にありません。

拙著『腰痛はガンでなければ怖くない』でも腰痛をきたす内臓疾患に気をつけると説明しましたが、この解離性大動脈瘤は腰痛もきたすので注意が必要です。といっても整形外科医にとって腰痛の原因が胃潰瘍や膵炎や尿管結石ならまだしも他の症状などで気がつく可能性があっても、この解離性大動脈瘤は、よほどでない限り気がつかない病気です。腰痛ではＸ線検査と、あとはせいぜいＭＲＩ検査を追加するくらいですが、今後は大動脈もよく見ておこうと、この文章を書きながら反省しています。解離性大動脈瘤や大動脈瘤の診断はＣＴ検査が最も分かりやすいのですが、腰椎の病気に対して普通はＣＴ検査をほとんどしません。ヘルニアや神経を映し出せるＭＲＩ検査を多くの場合行います。そのＭＲＩ検査でも大動脈を少しは見ることができるのです。

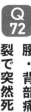

Q73 まだ40歳代なのに変形性膝関節症で膝がボロボロと医師にいわれました。将来、早いうちに歩けなくなるのでしょうか？

変形性関節症はある意味、経年劣化で誰でも程度や劣化のスピードの差こそあれ起こるものです。老化の一現象ともいえます。しかし、若い頃に膝関節のケガをして靱帯《じんたい》がゆるんでいたり、軟骨が剥離したり、若い頃激しいスポーツをしたり、重労働を続けたり体重が重かったりすると、平均的な変形が進むスピードよりも速く変形が進むことがあります。確かに40歳代で膝の関節の変形がひどければ、変形は進むことはあっても良くなることはあり得ないので将来痛みが強くなる可能性が高いです。しかし、今からでも変形が進むスピードを遅くすることは可能です。具体的には、体重を減らす、膝周囲の筋力を強化する、激しいスポーツを避ける、重い物を持たない、階段など段差をゆっくりと降りる、走らない、サポーターを上手に使う、ヒアルロン酸の関節内注射で関節の摩擦を少なくするなどです。全部は無理でも少しでも実行すれば変形の進むスピードは遅くなります。膝痛みや変形が強ければ、人工膝関節手術を受ければほぼ普通の日常生活に戻ることもできます。膝が原因で寝たきりの人を私は見たことがありません。膝に障害があるから寿命が短くなるとも思いません。私は勤務医時代、人工膝関節手術は得意な手術でたくさんしましたが、知っている限りでは問題なく患者さんが生活を送っておられます。ガンなどの悪性の病気にかかったことを思えば、変形性関節症はずっとずっとましな病気だと思います。

Q74 まだ40歳なのに変形性膝関節症と言われましたが、母からの遺伝でしょうか？

変形性膝関節症は以前は遺伝しないといわれていましたが、最近の研究では家族に変形性膝関節症の人がいると発症する確率が少し高いので何らかの遺伝素因があると考えられています。しかし、多くの場合に原因は遺伝的要素以外の加齢、体重増加、過度のスポーツや運動、仕事、ケガなどにより関節軟骨が摩耗して痛みや腫れを生じる病気です。明らかに遺伝するいわゆる遺伝病ではありません。ただ、顔が親に似るように、病気のなりやすさも親に似るのは、遺伝というより、「親に似ている」、と表現した方が病気の説明として適切だと思います。

外来でたくさんの患者さんを診ていると、様々なケースがあります。確かに40歳前で特にケガやスポーツをしていないのに同じ年齢の人よりX線写真で変形が進んでいる場合や、逆に、85歳と高齢にもかかわらず、X線写真で膝の変形がほとんどない人もいます。このようなときには変形性膝関節症が何らかの遺伝素因がありそうだと感じるときがあります。しかし、はっきりとした遺伝疾患ではないので心配しないでください。老化現象だと考えてください。治療は体重を減らす、運動しすぎない、大腿四頭筋の筋力を鍛えるなどの基本的注意が大切です。これらを注意しながら生活するのとしないのでは将来の変形の進み具合が大きく異なる可能性があります。痛みがあれば、整形外科に受診して鎮痛薬の経口薬や外用薬を使ったり、ヒアルロン酸の関節内注射などを受けます。X線写真でときどきチェックもしてもらいましょう。

Q75 右の腕が強烈に痛くてしびれて力も入りません。整形外科で検査したら頚椎《けいつい》椎間板ヘルニアによる神経痛といわれて、鎮痛薬とリリカという薬を処方されましたが、まだ切って落としたいほど痛むのに医師はその痛みを理解してくれないのです。

拙著『曲がる腰にもワケがある』や『痛いところから分かる骨・関節・神経の逆引診断事典』でも説明したのですが、頚椎《けいつい》椎間板ヘルニアや骨などの変形による頚椎症性の神経根の痛みは激烈であることがしばしばです。虫歯の治療にドリルが神経に当たって痛むのが24時間続いているイメージです。私は整形外科の病気やケガの中で頚椎性の神経痛が一番痛いと考えています。骨折よりも痛いのです。まずは整形外科医がその強い痛みを理解してあげる必要があります。患者さんはなんとかしてほしい、とわらをもつかむ心境でしょう。確かに神経の急性炎症が生じているならば、非ステロイド性消炎鎮痛薬と神経痛にとても効果のあるリリカを使うのが第一選択ですが、それ以上に炎症が強く痛む場合には、たとえば糖尿病や緑内障がない患者さんには短期間ステロイドを服用してもらうことで炎症が早く治まることがあります。必要なら安定剤も服用した方が楽です。それでも頚椎の神経根の痛みはすぐには治まらず、4~6週間痛みが続くことがしばしばです。患者さんにはそれくらいかかるかもしれないけれど頑張りましょう、と薬の種類と量を相談しながら服用してもらいます。その間、患者さんと医師が二人三脚で頑張り抜くことが大切です。医師が痛みを理解して患者さんが頑張る、そして炎症や痛みが治まってくるのです。

骨に関する
質問や疑問

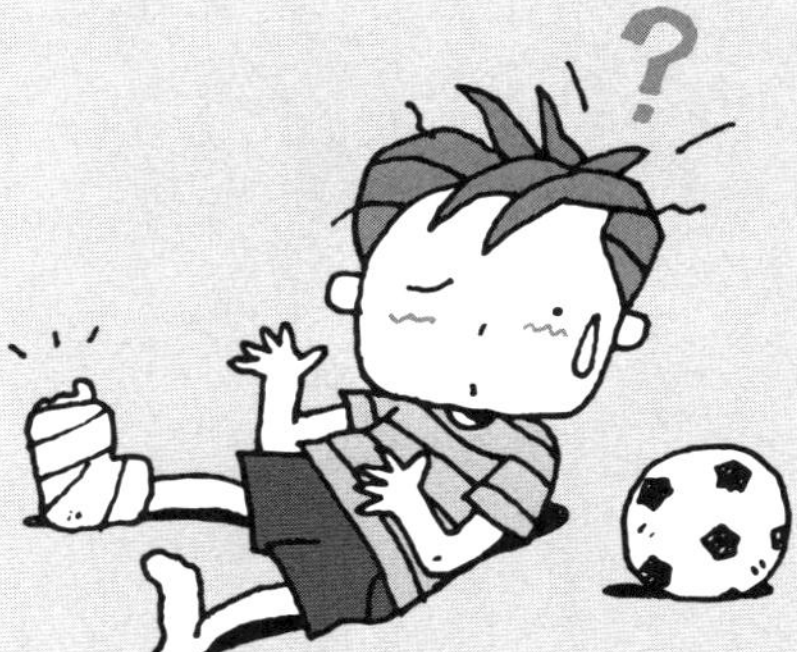

Q76 歳を取ると骨折が治りにくくなるのでしょうか？

子供の骨折が大人より早く治ることに、整形外科医には異論がないと思います。そのため、子供の骨折で手術を必要とすることは特殊な場合だけで、多少斜めにつながっても自家矯正力《じかきょうせいりょく》があって、数年後には分からないくらいに治癒します。そして子供なら若ければ若いほど早く骨折が治癒します。しかし15～20歳くらいで成長期を過ぎるとそれ以後は若い人も中年の人も老年の人も子供との差ほどは治癒期間に差がないようです。90歳のお婆さんが上腕骨頚部骨折を起こして来院されても、案外軟骨ができてきて骨折が治っていきます。人間の生命力を感じる時です。

しかし、勤務医時代に多数の骨折手術をして、直接骨折部を見てきた経験では、若者の骨はみずみずしく、弾力があり、骨を作る骨膜が分厚く柔軟であるのに対し、高齢者の骨はみずみずしさがなく、硬くもろくて、骨膜も薄くてすぐ破れてしまいます。そう考えれば、やはり20歳を超えた大人でも、年齢とともに骨折の治癒期間が多少は長くなっていくはずです。今までの経験で振り返れば、たとえば手首の骨折でギプス固定をしたときに40歳と80歳での平均的な治癒期間は、40歳の人が4週間の、80歳の人が5～6週間のギプス固定程度の違いだと思います。そして骨折の治癒には個人差もあります。しかし、若い人と高齢者の大きな違いは、筋力や運動能力に差があることで、リハビリ期間が高齢者の方が長くなりがちです。リハビリ期間も含めた骨折治癒期間であれば、やはり年齢とともに骨折が治るのが遅くなるといえます。

Q77 最近の子供は昔の子供に比べて骨折しやすくなったのでしょうか？

奈良教育大学の笠次良爾教授のコラムによると、小学校から高等学校での骨折の発生率は1970年以降増加傾向で、2008年には1970年の2・4倍に増えています。特に中学校での発生率が高く、逆に幼稚園と保育園では1995年頃から減少しています。

(http://www.jpnsport.go.jp/anzen/Portals/0/anzen/branch/osaka/pdf/kansai6_kikou.pdf)

学校での骨折のデータを元にしたとしても、子供の骨折が増えていることは確実です。幼児の骨折の減少は、危険な遊具が減り、ケガが起こりそうな遊びをしなくなったことが原因と考えられています。では、小学校から高校までの骨折が増えているのは子供たちの骨がもろくなったのでしょうか。残念ながら、40年前や20年前と現在の子供たちの骨密度の比較データがないのではっきりしません。運動不足で骨密度が低下したり、日光に当たる時間が減り、日光に当たることにより体内で産生されるビタミンDが不足して、骨密度が減少している可能性はあります。

さらに、最近では子供の運動能力が低下しているというデータもあります。公益財団法人日本レクリエーション協会のホームページによれば、30年前に比較して、子供の身長は約3㎝伸びていますが、50m走やソフトボール投げなどの運動能力は低下しています。

(http://www.recreation.or.jp/kodomo/current/now.html)

子供の骨折の特徴は下肢よりも肩・肘・手などの上肢に多いのですが、最近では上手に転ぶことができず、変な格好で手をついてしまったり、顔面から転ぶ子供が増えています。子供の体力と運動能力の低下が、骨折が増えている一つの要因であることは間違いありません。

一方、男児が女児より2倍多く骨折し、年間では冬よりも春から秋にかけて骨折が増えることから、運動にも関連しています。またクラブ活動中の骨折が多いことから、スポーツの内容が昔より高度化して高い技術を競うようになったことも要因として考えられます。この文章を書く合間にリオ・オリンピックを観ていたのですが、体操の技がどんどん複雑で高度になっていることに驚きます。インターネットで昔の体操競技と現在とを比較するサイトがあったのですが、びっくりするほど技術が高度になっています。最近、学校の運動会での人間ピラミッドが危険であるとの事で、規制が始まっています。運動会シーズンになると私のクリニックにもさまざまなケガの子供が来院しますが、やはり人間ピラミッドでケガをする子供が多いと思います。

総合すると、子供の骨の密度が過去と比べて低下したかどうかは不明ですが、子供の骨折が過去に比べて増えている原因として、家で遊んだり勉強をしたりして外で遊ぶことが減り、運動能力や反射能力が低下した子供が増えたこと、もう一つは逆にスポーツのレベルが昔より高くなり、より難しい激しい運動が増えていること、この対極の要素があるといえます。

２０１６年からは、片足で5秒以上立てない、体の前屈・後屈ができない、かかとをつけてしゃがめない、腕を天井に向けて上げられない、肘を完全に伸ばしたり曲げたりできない、このような子供を早期発見して改善しようとする、運動器検診が日本全国で始まりました。

Q78 疲労骨折とはどのような骨折ですか？

金属を繰り返し曲げたりストレスを加えると徐々に折れてくる現象を金属疲労といいますが、骨も繰り返し同じ動きやストレスを加えると骨折することがあり、これを疲労骨折といいます。全身のいろいろな骨に疲労骨折は起こります。長引く咳やゴルフの練習のしすぎによる肋骨の疲労骨折もしばしば見られます。スポーツ選手などがスポーツのしすぎで脛骨や腓骨に疲労骨折を生じることもときどきあります。

最初のX線検査でははっきりと骨折がわからないこともあります。その場合、2〜3週間後に骨折線が現れ、その後、紡錘形の仮骨形成が見られ、徐々に治癒していきます。

原則は原因を除くことで、たとえば咳ならなるべく早く専門医に受診して咳を止めることです。しかし、スポーツの場合、スポーツを中断する判断が難しいことがあります。私が開業前に勤務していた神戸市立医療センター中央市民病院の救急外来に、甲子園での全国高校野球大会に出場中の選手が脛骨《けいこつ》疲労骨折で来院したことがありました。彼はセカンド、3番バッターでキャプテンでした。疲労骨折なのはX線検査で明らかですが、明日の試合はどうするか、選手と監督と私とで深刻に悩みました。結局、出場することに決め、もし骨折がずれたらじょうずに治療してあげると約束して宿舎に返しました。翌日の試合で彼は骨折がずれなかったようですが、チームは試合に負けました。ハイレベルのスポーツ選手の障害の治療はいろいろ難しいことがあると思います。

Q79 骨粗しょう症といわれたのですが、どうすればよいのでしょうか?

骨のカルシウムが少なくなり、骨折しやすくなる病気が骨粗しょう症です。国内には約1300万人の患者さんがいると推測されています。高齢になるほどその頻度と程度が急激に上昇し、転倒や軽微な動作、咳やくしゃみでも骨折を容易に起こすようになり、寝たきりの原因の4位を占めています。WHOの提唱する健康寿命を延ばすためには、病気の予防が大切だといわれています。その重大な合併症である骨折を予防するために、骨粗しょう症を治療することが大切です。

骨粗しょう症は、入ってくるカルシウムと出ていくカルシウムのバランスが負(マイナス)に傾いた状態です。年齢とともに骨を作る機能が低下し、溶ける骨が増えます。特に女性の場合は、女性ホルモンがカルシウム密度を維持する働きがあるため、閉経後は急速に骨が弱くなっていきます。また、腸管からのカルシウムの吸収を助けるビタミンDの不足や、運動不足、過度なダイエットなども原因になります。国民の栄養状態はずいぶん改善されましたが、唯一カルシウムだけは摂取不足です。また、骨は適度な加重がかからないと、どんどんカルシウムが溶けて骨粗しょう症になります。薬剤、たとえば乳癌や前立腺癌に対する抗癌剤の副作用としても有名です。よく使われているステロイドホルモンも、少量でも骨粗しょう症を引き起こします。

骨粗しょう症が進むと、脊椎の骨が圧迫骨折を起こし、背中が丸くなることもあります。ささいなケガや転倒した時に、手首や肋骨や大腿骨の付け根の頸部骨折を起こしやすくなります。

女性は男性より骨粗しょう症なりやすいので、閉経前後や50歳を越える頃から、半年から1年ごとに定期的に骨密度を測って自分の状態を把握する方がよいと思います。

骨粗しょう症を予防するためには、若い時から骨を丈夫にしてカルシウムの量を貯めておくべきで適度な運動とカルシウムの多い食事に心がけます。検査で骨粗しょう症と診断されたら、治療を早く始める方が得です。基本は運動と食事療法です。1日の合計で30～60分程度ウォーキングするのが一番簡単で安全な運動です。食事はカルシウムの多いものを心がけてください。年齢とともに腸管からのカルシウムの吸収能力が弱くなるので、それを助けるためにビタミンDを補給することも大切です。これらは薬局でも買えますが、骨粗しょう症の診断がついていれば、医師から保険適応で処方してもらえます。

近年、ビタミンDよりも強力に骨密度を改善し、骨折しにくくできる薬剤のさまざまな種類が保険適応になっています。経口なら1日1回、週1回、月1回などが選べ、さらに月1回の静脈注射、点滴、半年に1回の皮下注射など、患者さんの好みやライフスタイルに応じて選べるようになっています。直近では、骨粗しょう症による骨折をすでに生じた人には、次の骨折を予防できる強力な注射薬が使えるようになりました。1日1回自分で注射するタイプと1週間に1回医師が注射するタイプの2種類が国内で保険適応になっています。この注射は副作用が少なく、しかも効果が素晴らしく、高齢者の頑固な腰痛が改善されて日常生活がかなり楽になる、画期的な注射薬だと多くの医師が実感しています。

Q80 一度骨折するとその部分が太くなって骨折しにくくなると聞きましたが……。

骨折が治っていく時に、多くの場合、骨折部に最初軟骨が骨折の内部や外側を取り囲むようにたくさんできてきます。次第に軟骨が硬い骨に入れ替わります。軟骨が直接骨に変化するわけではなく、入れ替わるのですが、その骨は最初は柔らかい骨で、まだ強い力には耐えられない骨なのです。この段階では、X線写真では骨折した部分は紡錘状に太く見えます。そして動かし体重をかけている間に柔らかい骨が徐々に元の硬い骨に変化していきます。その代わりに、紡錘状に太かった骨が元の太さ、大きさに戻っていきます。どのくらいの期間でそうなるかは骨折の部位や種類や年齢でさまざまですが、6ヶ月から2~3年で多少ゆがんでずれていてもほぼ元の骨に近い状態に治ります。この骨折の治癒の途中で紡錘状に太くなった状態は、柔らかい骨なのでむしろ再骨折を防ぐために太めになっているのだともいえます。元の硬い骨に戻ったときは太さも同じなので、元の骨と同じ状態です。折れにくくなるということはありません。

骨折はX線写真で治っていく経過が見えるので、人体の生命力の不思議を感じます。子供ならば、骨折をした部位は2~3年も経てば、まったく骨折をしたことが分からないほどきれいに治ります。多少骨がゆがんで斜めになっていても、回旋というねじれたまま癒合した場合を除き、元の骨のようにまっすぐに治ります。これを自家矯正力《じかきょうせいりょく》といいますが、凸の部分の骨が消えていき、凹の部分に骨ができてまっすぐになっていく様は何度見ても驚異に感じます。

Q81 骨折して病院で手術をするかギプスにするか選ぶように医師にいわれましたが、素人の私にはどちらがよいのか分かりません。

以前、私は看護師さん向けの雑誌に「骨折で手術をした方がよいときとしなくてよいとき」という論文を書いたことがあります。骨折は全身のさまざまな骨に起こり、折れ方もさまざまで、同じ骨でも折れる部位が違えば治療法も異なります。骨が皮膚から飛び出していたり、バラバラだったり、血管や神経を損傷しているなどさまざまなケースがあります。年齢によっても、子供は自家《じか》矯正力《きょうせいりょく》が強いので肘の骨折以外はあまり手術をしないとか、逆に高齢者はギプスで寝たままにすると認知症になり筋力が弱ってしまうので早く手術でリハビリする方がよいとか、さまざまです。手術で治すのとギプスなどで手術をしないで治すのとほとんど差がない場合もあります。治療する側の医師の技量にも関係があります。手術が上手下手、その骨折の治療経験が豊富か少ないか、ギプス治療の経験が多いか少ないかなどさまざまです。私は若い頃、骨折には大変興味があり、一生懸命勉強し、たくさんの症例を手術でも手術をしない保存的療法でも治療してきました。手術の必要性、功罪、保存的療法の良さと限界も知っているつもりです。それでも、まれに悩むときがあるわけで、素人の患者さんが、手術かギプスかを選ぶようにいわれても決定できないのは当然です。その場合は長所短所をよく聞き、最後は主治医に「先生がこの骨折をした場合、先生はどちらを選びますか？」と聞くのが一番分かりやすい答えがもらえるように思います。

Q82 足の骨折の手術を受けたのですが、リハビリの過程でどのくらい体重をかけてもよいのか主治医がはっきり説明してくれません。

運動器を扱う整形外科の手術、とくに骨折の治療においてリハビリは大切です。足の手術を受けて足の骨に金属が入っている場合でも、適切な時期に関節の運動を始めて、骨の癒合の状態に応じて体重をかけていく必要があります。骨折の治療に金属で固定するのは骨のグラグラした状態をしっかり動かないようにして早くリハビリする意味もあります。しかし、あまり早く関節を動かしたり体重をかけたりすると骨が癒合しにくくなる場合もあり、かといって、安静にしすぎると関節が拘縮したり骨の癒合が逆に遅くなることもあります。骨折の種類、年齢、手術の方法によってリハビリは千差万別で、術後のリハビリをどのように進めるかの判断こそ、主治医の経験と力量が問われると常々考えています。手術半分、リハビリ半分と若い頃に先輩に教えてもらったものですが、手術は治療の半分でしかなく、リハビリを上手に患者にしてもらってこそ、残りの半分が達成でき、治療が完成するという意味です。足の手術なら、松葉杖をうまく使って、徐々に骨折をした足にかかる体重の割合を増やしていきます。患者さんが恐がりで慎重な性格だったり、逆にいけいけどんどんのタイプだったり、その患者さんの性格を見極めることも主治医には必要です。主治医があまり説明をしてくれない場合は、逆に、主治医にどのくらい体重をかけてもよいのですか?と聞いて、リハビリをどんどんアップしていきましょう。

Q83 転んで腰が痛く、整形外科クリニックでX線写真を撮り骨折はないと説明されたのですが、痛みが取れないので別の整形外科クリニックを受診したら骨折があると言われ困っています。

X線写真で骨折がはっきりあると、私はある意味ほっとします。あるものはあるからです。しかし患部が腫れて痛そうで骨折がきっとあると思いながらX線写真をみても骨折が見えない場合にはストレスになります。骨折がないとは言い切れないからです。最初からはっきり分かる骨折もあれば、わずかなヒビだけの場合や、いくらX線写真をよく見てもはじめは骨折が見えず、徐々に骨折が分かってくるケースもしばしばあります。最初は分からず後からはっきりする有名な骨折としては、脊椎の圧迫骨折、大腿骨頚部骨折、手首の舟状骨骨折などがあります。これらの骨折が最初は分かりにくいと重々承知していても、後から骨折が見つかり、アッと自分で驚くことが今でもあります。最初にX線写真で骨折が見えなくて後から分かる骨折を専門用語では occult fracture（潜在性骨折、不顕性骨折）といいますが、痛みが長びくときは2回、3回とX線検査を行い、場合によってはMRI検査を行います。MRI検査は初期の occult fracture を見つけやすいのですが、毎回MRI検査をすることは費用や手間の点で無理です。誰が見ても骨折があるのに見逃せば、確かに誤診と言われてもしかたがないでしょうが、なかなか最初は見えない骨折があることを理解してください。痛みが続くときは再度受診して、X線検査をもう一度受けるよう、お願いします。

Q84 足首を捻って、整形外科クリニックで骨折はないと言われ、痛み止めと湿布をもらっただけで、その後なかなか痛みが引かないのですが……。

X線写真で骨折がなければ一安心です。しかし捻挫でも初期は軽い固定をした方がよいことがあり、その後に徐々に動かしていくことが大切ですが、整形外科医がきっちりと、固定期間や運動療法の指示をしないことも多々あります。整形外科クリニックでとりあえずX線検査で骨折がないことを確認して、あとは接骨院で治療してもらう、という人も大勢います。この背景に整形外科教育の問題があります。若い整形外科医が病院で診療する場合に、捻挫の診断をする経験は積んでも、固定やリハビリの最後までの治療をやりとげる経験をほとんど積んでいないことがあります。Q82でも述べましたが、骨折の手術ができても、あとのリハビリは理学療法士に任せて、骨折後のリハビリをほとんど経験しない整形外科医が多く、捻挫くらいの軽い外傷ならば、通院してもらいリハビリを最後まで見届けることをほとんどしません。私は何度か雑誌などで、病気やケガの治療を最後までやり遂げる成功体験が大切だと、若い整形外科医に言ってきました。手術をしなくて済むような腰痛や、腱鞘炎や捻挫を大きな病院で最後まで治療をやり遂げることはまれです。つまり、開業した整形外科医はよくある病気やケガを診断したことはあっても治療して治した経験がほとんどないのです。愚痴になってしまいましたが、整形外科が外科という名前をつけている限り、内科的な治療がおろそかになっていると私はいつも危惧しています。

Q85 X線では治っているといわれたのに骨折した部分が3ヶ月経ってもまだ腫れています。

骨折すると、折れた骨の隙間や周囲に内出血します。骨の内部にある骨髄や血液には軟骨や骨になる細胞の基があり、それらが活性化して軟骨になり、軟骨が硬い骨に置き換わって骨折が治癒していきます。私がかつて大学院で研究していた物質は、骨形成因子という、骨ではないものを骨に分化させるタンパク質でしたが、薬で骨折を早く治すことは現在でも実現していません。しかし、もともと動物や人間には骨を治癒する能力が備わっています。軟骨細胞は骨細胞に比べてボリュームがあり、早くできるので、まず骨折部に軟骨組織が盛り上がり、骨折を仮固定します。骨折の隙間だけでなく周囲にも軟骨が盛り上がり、紡錘状に盛り上がることで柔らかい軟骨でも力学的に多少強度が保てるのです。次に、軟骨細胞が死んでいき、その代わりに骨組織ができてきますが、まだ柔らかい骨です。そのため、強度を保つために元の骨の形より太いままです。さらに運動や荷重を加えると、柔らかい骨が元の硬くてしなやかな骨に変化します。その間に、徐々に元の太さや大きさに戻っていきます。このように骨折が治る過程では、軟骨や柔らかい骨の間は強度を保つために太くなっています。この期間は骨折の部位や種類でさまざまですが、1～6ヶ月くらいかかることもしばしばです。骨折がずれて太く見えるときは別として、通常は数ヶ月以上かけて徐々に元の太さに細くなっていくと理解して下さい。私は、足関節や足の骨折の場合は、半年以上、靴のサイズが合わないですよ、と患者さんに説明しています。

Q86 手首を骨折してギプスを5週間つけ、そのあとリハビリをしています。3ヶ月後の診察で、主治医はX線写真を見ながら骨折は治ったといいます。でも、手首を動かすとまだ痛いのですが、放っておいて大丈夫でしょうか?

骨折がどのくらいの期間で癒合して治るかは、骨折の部位、種類、年齢などでさまざまですが、手首の骨折ならたいてい3ヶ月もすればほぼ元の強さに治ります。ただし、骨はついても、骨折の時には骨だけでなく、周囲の筋肉や筋膜、靱帯《じんたい》や腱もダメージを受けているので、それらの痛みを感じているのです。X線写真で写らない、周囲の組織も同時にずれたり破れたり切れたりしているはずです。骨はそのうち癒合して痛みは感じなくなります。その一方、周囲の傷んだ筋肉や筋膜、靱帯、腱は、むしろ骨より治るのに時間を要することが多いのです。骨は骨折した部分がきっちりと癒合すればその部分は動きませんが、筋肉や靱帯などは、つながってもその部分が動くので痛みがなかなか完全には治りにくいのです。そのために、リハビリつまり運動療法があります。はじめは切れたり伸びたりした筋肉や靱帯を固定してひっつくのを待ちますが、ある程度ひっつけば、徐々に伸ばしたり縮めたりストレッチを開始します。少しずつ量と強さを増やしていきます。再癒合した部分は硬くて伸縮性がないので、それを徐々にほぐして柔らかくしていく必要があります。ヤンキース時代の松井選手が手首を骨折した際、5ヶ月後に、手首はまだ痛むが、それは靱帯や筋肉が痛むのだ、と解説していました。まさにその通りだと思います。

Q87 骨は生きている、と聞きましたが本当でしょうか?

骨と聞けば、硬い石のようなイメージを持つ方が多いと思います。恐竜の骨の化石を見て、いかにも硬くて重たい石のイメージを抱くのは無理のないことです。たしかに動物や人間の骨もアパタイトといわれる、主にカルシウムとリン酸が結合した硬い組織です。

しかし、骨には神経も血管も走っています。骨細胞や骨を作る骨芽細胞や骨を溶かす破骨細胞などが骨の中で生きて活動しているのです。骨の中心部には骨髄といわれる柔らかい組織があり、ここでは血液の元になる細胞なども産生されています。さらに骨は、体のカルシウムやリンの濃度を一定に保つため、ホルモンなどの影響を受けながら、骨芽細胞や破骨細胞などの作用により、カルシウムやリンを血中に放出したり吸収したりと、ダイナミックに活動しています。

このように、人間の骨も他の組織同様、立派に栄養を取り代謝し生きているのです。大病院に勤務していた時、私は金属の器具で骨折を固定して満足しながらも、いつも「私が骨折を治すのではない。骨自身が修復し癒合して治っていくのだ」と自戒していました。死んだ骨にいくら上手に手術をしても、決して骨折は癒合しません。生きた骨だからこそ骨芽細胞が新しく骨を作り、骨折をつなぎ、破骨細胞が不必要な骨を溶かし、きれいな元の骨に戻してくれるのです。我々整形外科医は、その骨癒合が少しでもうまく行くように、最適な環境を作ってあげるだけなのです。

骨は生きているダイナミックな組織なのです。

Q88 軟骨は柔らかい骨なのでしょうか？

軟骨という、関節に特有の組織があります。骨折の治癒の途中でも「仮骨《かこつ》」という軟骨ができてくるのですが、関節の軟骨とは少し種類が異なります。関節の向かい合う面には骨の表面に硝子《しょうし》軟骨《なんこつ》というクッションの役目をする軟骨があります。軟骨といっても柔らかい骨ではありません。骨とはまったく異なる組織です。

関節軟骨の摩擦係数は、アイススケート靴の刃と氷の間の摩擦係数のさらに50分の1倍ほど小さいそうです。なぜ摩擦が少ないのかは、まだよくわかっていませんが、少量の関節液もこの滑りの良さに関与しています。さらに軟骨は柔らかいクッションの役目を果たします。歩く時、走る時などに、体重が下肢にかかります。その体重を優しく受け止めるのが軟骨なのです。

体の各組織には血管が内部を走り、酸素や栄養物質を供給しています。しかし軟骨は酸素や血管を嫌う性質を持っています。それゆえ軟骨の中には血管がないのです。ではどうやって、軟骨は酸素や栄養物質を得ているのでしょうか。それは関節を包むカプセル（関節包）の内面に張り付いている滑膜組織から関節液に酸素や栄養物質がしみ出し、さらに関節が動くことにより、ポンプのような働きで、関節液から関節軟骨に酸素や栄養物質がしみ込んでいくのです。だから、関節をギプスなどで長期間固定するとポンプ作用ができなくなり、関節軟骨が萎縮してきます。関節にとっては、適度な運動がとても大切なのです。

関節に関する質問や疑問

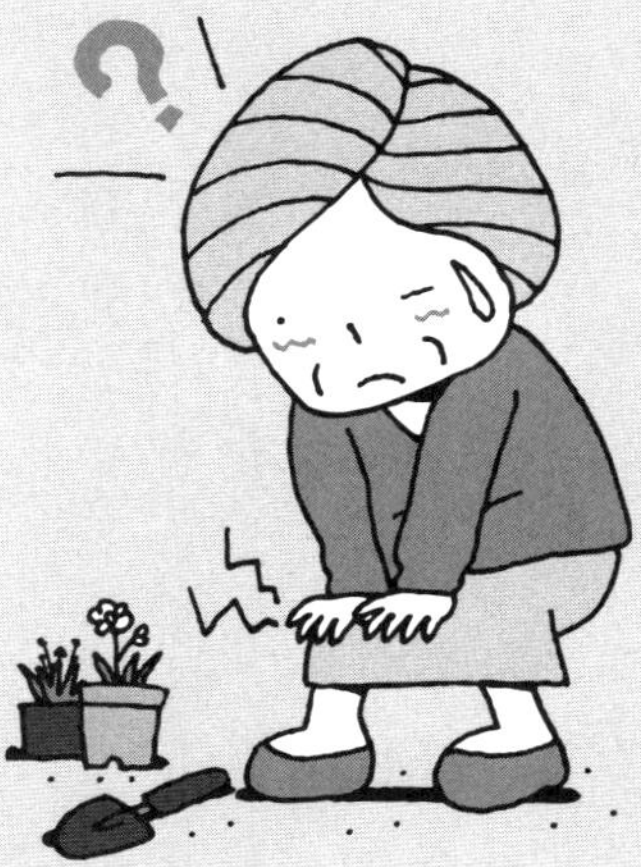

Q89 関節はときどき動かしておく方がよいのでしょうか？

関節や筋肉は、動かして使う運動器と呼ばれる組織です。そのような関節や筋肉が、たとえ数時間でも動きを止めると、次に動かす時にぎくしゃくします。車やバスや新幹線に長く座って、降りる時に腰や膝が痛くなるのはこのためです。朝起きがけに腰や膝が痛いのも同様です。車のエンジンやギアも、寒い冬の朝、冷え切っている時にいきなりエンジンをスタートしてアクセルをふかすと滑らかに回りません。暖気運転、アイドリングが必要です。エンジンもギアも暖まってくるとアクセルをぶんぶんふかせても快調に回ります。

Q54で説明したように背伸びもあくびも一種のストレッチですが、寝ている間にも寝返りを打つことにより、体全体をほぐしています。起きているときも、デスクワーク、授業、観劇などでじっとする機会が増えています。動くよりもじっとしている方が楽かといえば、程度の問題ですが、じっとしているのも辛いものです。チャンスがあれば、席を立って軽いストレッチ体操をする、トイレに行く、お茶を自分で入れるなど、工夫をすれば動くことができます。関節は数十回も動かす必要はないのです。関節リウマチの患者さんは関節が冒され、腫れて硬くなります。痛いからと安静にしていると関節が一時的でなくてずっと動かなくなる拘縮をきたします。そのために、1日1回でも2回でも関節をゆっくりと曲げたり伸ばしたりする体操が勧められています。これはリウマチだけでなく一般の方にも当てはまります。

Q90 関節が痛くて腫れているときはなるべく安静にした方がよいのですか？

痛みというのは、辛くて我慢しがたい症状ですが、同時に体のどこかに問題が起こっていることを知らせてくれる大切な注意信号です。関節が痛み、さらに腫れている場合は炎症を起こしている可能性が高く、それも数日以内に起こったものなら原因はさまざまでしょうが急性炎症です。急性炎症の原則は安静と冷やすことです。動かしたり温めると炎症が悪化します。もちろん、安静も冷やすのも程度の問題で、絶対安静にする必要はほとんどなく、痛みと腫れの程度でゆっくりと関節を動かすくらいなら大丈夫なことが多いです。あまり安静期間を長くすると関節そのものや周囲の筋肉が硬くなって後に動きにくくなってしまいます。そのためにも、症状が強ければ、一度整形外科で診察を受けて原因を調べてもらい、できるだけその原因を減らすようにして、早めに湿布や消炎鎮痛薬を服用し、関節の炎症を鎮めた方が得です。炎症が長びけば長びくほど、関節が硬くなり、炎症が引いた後のリハビリに苦労して時間がかかることが多いからです。関節が腫れて痛むときには動かすことが怖くてどうしても安静にしすぎてしまいます。五十肩といわれる肩関節周囲炎は、関節そのものや周囲の筋肉や靱帯の急性あるいは慢性の炎症ですが、動かすと痛むので、ほとんどの人は安静にしてあまり動かさないようにしています。そのために、受診時には、肩関節が硬くこわばってしまっていることが多いのです。上手に消炎鎮痛薬を使い早く炎症を抑え、適切な安静の後に、徐々に動かしていくことがとても大切なのです。

Q91 膝関節が腫れているのですが、水がたまっているのでしょうか？

関節には滑膜という薄い膜が関節のカプセルに裏打ちされるようにひっついていて、関節軟骨の栄養を担うために関節液を少量関節内に分泌しています。人工膝関節手術などで膝関節を開けると、ねっとりとしたわずかな黄色透明な関節液が関節内に見えます。関節液は他の組織における血液のような大事な役目を果たしています。しかし、正常の場合は注射器で吸引できるほどの量ではありません。この滑膜に何らかの原因で炎症が起こると関節液の分泌が増えます。たとえれば、結膜炎のときに涙が増えるようなものです。涙が多すぎれば前が見えなくて邪魔なように、関節液も多少なら放置していても問題ないのですが、たとえば膝関節なら10 ml以上たまれば、関節の動きが悪くなり、腫れぼったく嫌な感じや痛みを生じ、時間が経てば関節の靱帯やカプセルがゆるんでしまいます。このような場合は関節液を抜きます。涙をぬぐうのと同じです。

しかし、関節液がほとんど増えていなくたまっていないのに関節が腫れる場合もあります。炎症で滑膜そのものが薄い膜から分厚い膜に肥厚している場合です。関節リウマチの患者さんの膝関節を手術で開くと、増殖して分厚い滑膜が関節の中を占めていることもあります。このような場合には関節を注射器で刺しても関節液は出てきません。たとえるなら、まぶたが腫れている状態です。滑膜の炎症を抑えるためには湿布や消炎鎮痛薬の服用がありますが、直接関節内に強力な消炎薬であるステロイドを注射する方法も有効です。

Q92 手の指の先の方が腫れているのですがリウマチでしょうか？

腫れているのが関節のあたりだとすれば、第1関節の変形性関節症で、40歳以降の女性に多い疾患です。ヘバーデン結節、ヘベルデン結節と呼ばれる場合もあります。関節リウマチの指の痛みと変形はこの第一関節にはほとんど起こりません。女性の方が男性より約10倍多いといわれています。加齢や家事や仕事で指をよく使うことも原因の一つです。遺伝性はありませんが、親にあればなりやすいとはいえます。最初は、指の第1関節に腫れと痛みが生じます。指先に力を入れると痛むことが多く、症状が進むと安静の時にも痛みを生じるようになります。1本の指のみの場合も多数の指の場合もあります。さらに症状が進むと、指の変形や結節状の隆起が生じるようになります。結節状の隆起の中には粘液がたまることがあります。この粘液嚢腫《のうしゅ》が破れてゼリー状の粘液が出たり、あるいは患者さん自らが針でついて粘液を絞り出すこともあります。この場合は細菌感染の危険があるので、きっちりと消毒をする必要があります。

痛みがない場合、変形自体は放置していても大きな問題はありませんが、痛みや腫れなどの炎症が強いときは、さらなる変形を防ぐために消炎鎮痛薬の湿布やクリームなどを塗ります。昼間あるいは夜間の軽いテーピング固定やプラスチックの小さな装具による固定なども効果的です。また、パラフィンなどの温熱療法も慢性の痛みを軽減する効果があります。指先に力が入りにくい時や変形を矯正したい場合には手術療法もありますが、あまり一般的ではありません。

Q93 手の指の先から2つめの関節あたりが腫れているのですが関節リウマチでしょうか?

関節リウマチでは手指の第2関節（先から2つめ）と第3関節（指の付け根の関節）がほとんどの場合に腫れて痛みます。使いすぎや年齢のために起こる変形性関節症は第1と第2関節に起こります。つまり手指の第2関節の腫れや痛みは、関節リウマチと使いすぎ・加齢の両方の原因が考えられます。どちらが原因かは関節リウマチに詳しい医師ならばほぼ区別がつきます。

手の指の第2関節の変形性関節症は別名ブシャール結節といいます。40歳以上の女性に多く、症状などは前項のへバーデン結節と同じです。使いすぎや加齢による変形なので、指に力を入れる動作を減らし、痛みが強ければテーピングで固定し、湿布やクリームなどの消炎鎮痛薬で炎症を抑えるなどの治療を行うことで、さらなる変形のスピードを遅らせることが可能です。

関節リウマチの場合は後に説明しますが、薬剤を含めた治療が必要です。まだ原因は分かっていませんが、治療しなければどんどん変形が強くなり生活に不便が生じる可能性があります。関節リウマチはこの10年で大変有効な薬剤が多数開発されて、治療が一変しています。治らないといわれていた病気が治る可能性も出てきました。しかし、関節が一度変形すると元には戻りません。手術をしても完全ではありません。関節リウマチは早期発見早期治療が大切です。手指の第1関節の腫れならあまり心配はありませんが、第2関節の腫れがある場合は、まず正確な診断をつけるためにも整形外科か内科のリウマチ専門医に受診して下さい。

Q94 手の指の先の関節が変形したので整形外科クリニックを受診したら、治らないといわれて何もしてくれないのですが……。

手指の先、すなわち第1関節の変形は関節リウマチではなくて、変形性関節症なので年齢とともに生じ、徐々に変形が強くなります。白内障や白髪や歯が抜けることも老化の一つならば、指の変形もしかたがないと言えばそれまでです。変形が進むことはあっても治ることはありません。

これに対して痛みは別です。関節の変形があって進んでいくにしても、痛みを少なくすること、なくすことは可能です。痛みが強いときはテーピングや湿布で固定し、小さな装具で関節を固定することもあります。湿布やクリームの消炎鎮痛薬は使えば多少時間がかかりますが痛みが少なくなります。どうしても関節がグラグラして痛みが取れない場合に限って第1関節の固定手術がありす。指先に力を入れる仕事をしている場合はむしろ関節を固定した方が楽になる可能性があります。小さな指の関節固定術は必ずしも簡単ではないので、整形外科の中でも手の専門医に手術を受ける方がよいと思います。

老化は誰しも止めることはできません。しかしスローエイジングは可能です。指の第1関節に痛みを感じたり変形が起こってきたら、指を大事にしてあげて下さい。突き指や捻挫などのケガをしないことも大切です。小さな関節で支えている指先に強い力を加え続ける動作を避ける方が賢明ですが、それが難しい場合は、指にテーピングをするなど、保護する工夫をして下さい。

Q95 話題の再生医療で軟骨が再生する日はいつ来るのでしょうか？

私が京都大学大学院で１９９０年から１９９４年の４年間研究したテーマは、骨形成因子という骨でない組織を骨にするタンパク質についてでした。この骨形成因子をラットの皮下にコラーゲンに混ぜて挿入すると、軟骨を作った後に骨の組織を作り出すのです。骨がなかった部分に骨ができる、注射器で骨形成因子を骨折の部位に注射すれば骨折が早く治せる、と期待して研究しましたが、ラットでは骨ができても猿や人間ではなかなか骨ができず、私の夢は実現しないまま、勤務医になり現在は開業医として働いています。骨形成因子はその後も研究が進み、ある程度実用化もされていますが、骨折を早く治せる夢の薬にはまだなっていません。

同様に、山中教授がノーベル賞を受賞したｉＰＳ細胞の技術を発展させ、実際の人間の細胞や組織が再生できるまでにはまだまだ時間が必要です。再生医療は夢がある素晴らしい分野ですが、実用化にはまだ時間がかかります。

それに対して、自分の細胞を採取してそれを培養して大きく育てて自分の組織に移植する技術は実用化されつつあります。膝関節軟骨を自分の関節から採取して特殊な環境で培養して大きくしてから、軟骨が欠損した関節に移植する、ジャックという自家培養軟骨が２０１３年から保険適応になりました。まだ変形性膝関節症には適応がありませんが、膝関節の外傷性軟骨欠損と離断性骨軟骨炎に対して、全国で認定された病院で手術を受けることができるようになっています。

神経に関する質問や疑問

Q96 「それは神経痛ですね」と整形外科クリニックでいわれたのですが、これは病名ですか？

痛みは症状のひとつですが、痛みそのものが病名になることがあります。「根性《こんせい》坐骨神経痛」「帯状疱疹《ほうしん》後神経痛」など痛みの症状としても病名としても使われることがあります。痛みの原因がはっきりしている場合もあれば、まったく不明な場合もあります。

神経痛には、炎症やケガが原因の場合、神経そのものが何らかの原因で痛みを出す神経傷害性といわれる場合、原因不明・心因性の場合の3つに分類されます。従来、神経痛は炎症性と考えて、ロキソニンやボルタレンなどの非ステロイド系消炎鎮痛薬が治療薬として使われてきました。しかし、それらの薬剤では痛みが取れない場合があり、その中には神経そのものが傷ついたり、変性したりして痛みを出すことが分かってきました。このような場合はリリカという神経障害性の痛みに専門的に効果がある薬や抗うつ薬、弱い麻薬が痛みに対する各学会のガイドラインの第一選択薬として選ばれるようになってきました。原因不明の痛みに対しては認知行動療法といわれる、痛みを納得しつつ運動療法を取り入れる治療が行われ、心因性疼痛《とうつう》では心療内科との協力で治療を行います。それらが混じった痛みももちろんあります。

神経痛の診断と治療は、この10年で劇的に変化しました。私は従来、非ステロイド系消炎鎮痛薬を痛みの治療の第一選択薬として処方してましたが、最近の勉強の結果、痛みの種類を見極め、それぞれに適した薬剤や治療を組み合わせて処方するように大きく治療法を変えました。

Q 97
根性《こんせい》坐骨神経痛といわれましたが、この「根性」とはどのような意味でしょうか？坐骨神経痛とは違うのでしょうか？

坐骨神経は、腰から出て両方の下肢の運動や感覚をになう大切な神経で、脊柱管（脊椎の中で神経を上下に通している部分）からまるで根がはえたように数本左右に伸びる神経根が集まって太い坐骨神経になります。この坐骨神経に痛みが生じる原因として、腰椎椎間板ヘルニアのように脊柱管の中や神経根の出口で神経根を圧迫しておこる「根性坐骨神経痛」と、脊柱管からでた後で1本の太い坐骨神経に集まってから臀部の筋肉などが圧迫しておこる「坐骨神経痛」の2つがあります。根性《こんせい》坐骨神経痛の方が多いので、日常で使う「坐骨神経痛」とは「根性坐骨神経痛」のことを指し、神経の圧迫の原因には、腰椎椎間板ヘルニアや分離症や辷《すべ》り症などがあります。両側、片側の圧迫の場合があり、圧迫で神経が炎症を生じ、痛みやしびれや麻痺を起こします。

根性でない坐骨神経痛の症状はヘルニアなどによる根性坐骨神経痛とほとんど同じですが、MRI検査でも原因がはっきりしません。ただ代表的な原因として、坐骨神経が臀部の梨状《りじょう》筋《きん》に締め付けられて神経障害が生じる梨状筋症候群が知られています。しかし私の経験では、硬いイスに長時間座りで坐骨神経が圧迫されることが最も多い原因と考えられます。診断に苦慮する神経痛です。MRI検査で腰椎に原因が見つからない坐骨神経痛の場合に、このような原因の可能性があることが、整形外科医の間で理解が広まればよいと考えています。

Q98 腰椎椎間板ヘルニアと（根性《こんせい》）坐骨神経痛は違うのですか？

腰椎椎間板ヘルニアと坐骨神経痛とを混同している人が多いと思います。ヘルニアとはラテン語で「飛び出す」とか「脱出」の意味です。小脳ヘルニア、臍《さい》ヘルニア、そけいヘルニアなど、いろいろな臓器が飛び出す病気です。なかでも代表的なヘルニアは腰椎椎間板が飛び出す腰椎椎間板ヘルニアです。しかし、椎間板が飛び出す方向によってはまったく症状が出ない場合があります。あるいは椎間板に亀裂が入ることにより椎間板自体に痛みを生じることもあります。椎間板が飛び出さずに亀裂だけが入る場合を椎間板症ともいいます。症状は腰痛です。

椎間板が神経の通る後方に飛び出すと、神経を圧迫して神経障害を起こします。脊椎の後方にあって脳から腰まで脊髄神経が通る脊柱管を圧迫すれば腰部脊柱管狭窄症が生じ、斜め後ろの神経根を圧迫すれば根性《こんせい》坐骨神経痛が生じます。根性坐骨神経痛の症状は臀部から太もも、ふくらはぎ、足までひびく痛みやしびれで悪化すれば足の運動麻痺を起こすこともあります。根性坐骨神経痛の原因はさまざまで、腰椎椎間板ヘルニア、腰椎辷《すべ》り症、腰椎分離症、脊柱管狭窄症、圧迫骨折、脊髄腫瘍などがあります。つまり腰椎椎間板ヘルニアと根性坐骨神経痛とは異なる病気、状態なのです。腰椎椎間板ヘルニアは後方に椎間板が飛び出した場合だけに痛みの症状が出ることが多く、その場合は同時に根性坐骨神経痛を生じていることが多いので、セットで考える方が多いようです。正しくは、根性坐骨神経痛の一つの原因として、腰椎椎間板ヘルニアがあります。

Q99 神経痛なのですが、神経内科と整形外科のどちらに受診すればよいのでしょうか？

神経内科は全身のすべての神経を扱う内科系の専門科です。具体的にいえば、パーキンソン病、脳梗塞、脳出血、くも膜下出血、三叉《さんさ》神経痛、顔面神経マヒ、手のしびれや足のしびれなどすべての神経のマヒやしびれを診断し治療します。手術が必要であれば、脳ならば脳神経外科に、脊髄なら整形外科などに紹介します。神経の障害の原因には神経の圧迫や切断、使いすぎによる炎症などの場合と、神経そのものが変性する場合がありますが、神経内科はその両方を診断と治療します。

これに対して整形外科は脳以外の首から下の脊髄神経とその末梢神経を扱います。たとえば、頚《けい》椎《つい》椎間板ヘルニアによる頚神経根障害、手根管症候群、腰椎椎間板ヘルニアによる根性《こんせい》坐骨神経痛、腰部脊柱管狭窄症によるマヒなどです。

神経痛やマヒがある場合に最初にどちらの科を受診するかですが、顔面など脳の領域は神経内科に受診します。首から下の神経痛やマヒは脳、脊髄、末梢神経などさまざまな原因がありますが、頚椎が原因や末梢神経が原因の神経痛は必ずしも診断と治療を急ぎません。これに対して、脳梗塞や脳出血、くも膜下出血などは一刻も早く、診断と治療を開始する必要があります。遅れればそれだけ後遺症が残る可能性が高くなります。足の神経痛なら整形外科の可能性が高いのですが、顔面がしびれる場合はもちろん、手がしびれる場合でも、まずは神経内科を受診し、脳をチェックしてもらい、脳に問題なければ整形外科を受診するのが安全です。

Q100 神経痛は死ぬまで治らないのでしょうか？

痛みには炎症やけがが原因の炎症性の痛み、神経そのものが傷ついている神経障害性の痛み、心因性や原因不明の痛みの3つに分類され、それらが混合した痛みもあります。神経痛も同じように3つに分類できると思います。整形外科的には手根管症候群や坐骨神経痛の初期は炎症による神経痛と考えます。手根管症候群や坐骨神経痛の初期は炎症による痛みなので、ロキソニンやボルタレンなどの非ステロイド系消炎鎮痛薬が効きます。さらに神経を元気にするビタミンB12や神経痛の薬であるリリカなどを加えます。もちろん原因となる手首や腰を酷使しないなどの生活上の注意も大切です。多くの場合、痛みが軽減されるかなくなります。これらの神経痛もいずれ神経が変性して薬が効かなくなることがあるので、その場合は手術で圧迫の原因を取り除きます。手術をしても多少の痛みとしびれが残る場合もありますが、かなりの確率で治ります。

これに対して、神経そのものが変性したり傷ついたりする、神経障害性疼痛《とうつう》である帯状疱疹《ほうしん》後神経痛や糖尿病性疼痛、脳卒中後疼痛、脊髄損傷後疼痛などは従来の消炎鎮痛薬では痛みが取れません。しかし最近はそれらの神経痛に効果があるたとえばリリカという薬剤が使えるようになり、今まで苦しんできた患者さんも痛みから解放される時代になっています。リリカだけでなく他の抗うつ薬や弱い麻薬系の薬剤なども組み合わせて使う場合があります。薬剤は日進月歩で進化しており、神経痛も徐々に治りやすくなってきています。

Q101 神経痛によく効く薬があると聞いたのですが本当でしょうか？

Q100でも説明しましたが、神経痛には神経組織が炎症を生じている場合と神経そのものが傷む場合とあります。炎症ならば、ロキソニンやボルタレン、イブなどの消炎鎮痛薬が効くのですが、神経そのものが傷ついている場合は炎症ではないので、それらの消炎鎮痛薬はあまり効果がありません。２０１０年に、それまでも欧米では広く使われていた神経障害性疼痛《とうつう》に有効なリリカが国内で使えるようになりました。この薬は痛みを感じる信号が脊髄を通って脳に行く部分で信号の伝達を鎮めることで神経痛を抑える働きの薬です。手足がジンジン、ビリビリ、ズキズキ神経痛が原因で痛む場合に有効です。リリカは添付文書では1回75mg錠を1日2回から服用を始め、効果がない場合は徐々に増やしていくようになっています。しかし、とくに女性や高齢者の場合はいきなり75mg錠を服用すると、ふらつきやめまいの副作用が起こる可能性が高いので、たとえば眠る前に25mg1錠から開始して、徐々に慣らして増やすことで、ふらつきやめまいの副作用を少なくします。リリカは胃腸障害を起こしません。もう一つの副作用として体重増加や下肢のむくみがありますが、この仕組みは分かっておらず、服薬を中止すれば治ります。私の経験では、リリカを徐々に増やしていくとある量で神経痛に対して効果がある、つまり薬が効く量に閾値《いきち》があるとの印象です。有効な薬ですが、効き過ぎて運動麻痺を見逃す可能性があるので、ときどき医師により手足などの筋力テストをしてもらう必要があります。

Q102 神経痛の時に揉んだりマッサージするのはよくないのでしょうか、また、神経痛には温めた方がよいか冷やした方がよいかどちらでしょうか？

患部が腫れて赤くなって痛む、つまり炎症がある場合に強く揉んだりマッサージをするのはよくないとは誰もが分かることです。かえって炎症が強くなってしまいます。しかしたとえば、腰椎椎間板ヘルニアが原因で坐骨神経痛がある場合に足がしんしん痛んでも足そのものは腫れも赤みもなく、揉んだりマッサージすると少しでも気が紛れることがあります。基本的に私はいろいろな整形外科の病気やケガに対しては揉んだりマッサージするより、自分で少しずつ動かしていく運動療法のリハビリの方をお勧めしています。しかし、軽く揉んだりマッサージすることにより、筋肉などの組織の血行が改善され、ほぐれ、なにより気分がよくなる効果もあります。神経痛ならば、元の神経を傷めている原因を取り除くか、神経痛の薬を服用するのが原則ですが、しんしん、ビリビリ痛むところを揉んだりマッサージするのは強くなければよいでしょう。ただし、あくまでも軽くで、揉み返しが起こらないように注意してください。

神経痛があるときに温めるか冷やすかですが、腰椎椎間板ヘルニアなどのように腰の奥の神経の炎症が原因の場合は、急性でも最初から温めた方がよい場合が多いです。さらに神経痛の原因が元にあり神経痛を感じているだけの手足でも、温めれば組織の血流がよくなり、結果的に元の神経痛もやわらぎます。しかし、やり過ぎないように注意しましょう。

Q 103 神経痛があるときは安静にした方がよいのですか？

脳や脊髄の中枢神経と呼ばれる神経は頭蓋骨や脊椎の硬い骨に囲まれています。これらの中枢神経はわずかな力でもダメージを受け、体の運動マヒを生じたり命にかかわるからです。さらに、脊髄から枝分かれした手足や体幹に行く末梢神経も、中枢神経ほどではありませんが、やはりわずかな力でもダメージを受けてしまいます。そのために手足の指以外では末梢神経は柔らかい筋肉組織に守られて体の隅々まで分布します。その末梢神経は関節のそばも通っていますが、関節が動けば神経も伸びたり縮んだりします。それが過剰になれば神経に炎症が生じて手足のマヒやしびれをおこします。脊髄や末梢神経がケガでダメージを受けた場合は、内出血し炎症が生じて腫れているので安静が必要です。神経のダメージが落ち着くまでは安静が大切なのです。脊髄や末梢神経が圧迫や使いすぎで擦れて炎症を起こしている場合も、傷んでいる神経の部分を安静にする必要がありま す。腰椎椎間板ヘルニアで根性坐骨神経痛が生じて痛みが強い場合は神経に強い炎症が起こっている可能性が高いので、腰への負担を避け、強く動かさないように注意します。痛みの強さに応じて安静気味にし、多少は動くようにします。肘の曲げ伸ばしや骨の変形で尺骨《しゃっこつ》神経がマヒをおこす肘部管《ちゅうぶかん》症候群ならば、肘を激しく動かさないようにします。末梢神経は関節の動きで多少伸び縮みする組織なので、神経痛が治まってくれれば徐々に動かしていきます。これに対して、神経痛の原因部位と関係ない手足などは痛くても普通に動かして大丈夫です。

Q104 神経痛にはビタミンB12がよいと聞いたのですが、食べ物でB12を補うことはできるでしょうか？

ビタミンB12は細胞の代謝をよくする働きがあり、欠乏すると悪性貧血になります。また末梢神経の修復にも役立っています。しかし神経マヒやしびれ、痛みに強力に効く薬剤ではありません。補助薬と考えればよいと思います。ビタミンB12の1日に必要な量は成人で2・4μg（0・0024mg）ほどの微量で、肝臓に大量に蓄積されているので普通はビタミンB12欠乏症にはなりません。しかし、胃を切除した人はビタミンB12が不足しやすく貧血になりやすいため、多めに補給する必要があります。また末梢神経の障害がある場合には治療薬として1錠500μgのビタミンB12の錠剤を1日3回服用します。

ビタミンB12は食品による偏在がとくに大きなビタミンです。動物性食品には多く含まれ、動物性食品の中でも貝類と魚には豊富に含まれます。ビタミンB12を食品100gあたり多く含むのは、1位しじみ、2位赤貝です。逆に、植物性食品にはほとんど含まれていないために、極端なベジタリアンはビタミンB12不足になる危険性があります。ただし、海苔に付着している微生物にはビタミンB12がかなり含まれているため、そこからある程度の摂取が可能です。

ビタミンB12は水溶性のビタミンで尿に排泄されるので過剰摂取の危険性はありません。しかしビタミンでもアレルギーが起こりえるので注意してください。

筋肉に関する質問や疑問

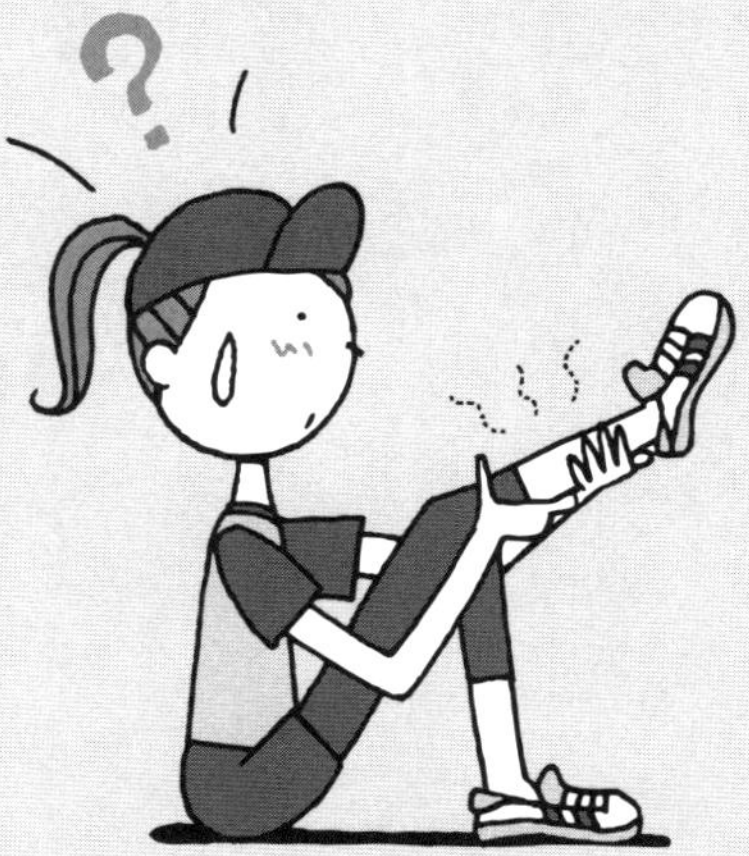

Q105 筋肉痛なら数日で治ると思うのですが、1ヶ月以上たっても痛みが続きます。これは筋肉痛ではないのでしょうか？

たとえば、1ヶ月以上続くお尻の筋肉の痛みで来院された患者さんに、診察とX線検査のあとで、「臀筋《でんきん》の炎症です」と診断を告げると、「筋肉痛は1ヶ月以上も続くのですか」と驚かれることがよくあります。筋肉痛ならば数日で治るというイメージがあるのでしょうが、筋肉痛が起こる原因もさまざまで、また治るまでにかかる期間もさまざまです。肩関節周囲炎、いわゆる五十肩になった経験のある方なら、すぐには治らず、数ヶ月以上かかってようやく治ったという場合も多いでしょう。肩関節周囲炎は骨や関節は異常なく、関節の周囲の筋肉・腱・靱帯《じんたい》などが何らかの原因で炎症や拘縮《こうしゅく》や断裂をきたしている状態です。このように筋肉や腱、靱帯の痛みでもなかなかすぐには治らないのです。「筋肉の炎症ですが、すぐには治らなくても適宜湿布などを使いながらストレッチを徐々にアップしていけばいずれ治ります」と説明して初めて不安げな顔がやわらぎます。骨折なら数ヶ月かかると自分なりに納得できても、単に筋肉痛ならもっと早く治るはずなのに治らない、何か悪い病気でもあるのではないか、と疑心暗鬼になって受診される場合もあります。

やはり早めに受診して診察とX線検査で骨や関節に異常がないことを確かめられれば、安心できると思います。筋肉痛でも数日では治らず、1〜2週間以上続く場合は、ぜひ一度筋肉の専門家でもある整形外科クリニックや病院の整形外科を受診してください。

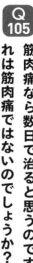

Q106 筋肉痛は安静にしていればよいのでしょうか？

それは、筋肉痛の原因と痛みの程度によります。また筋肉の種類や年齢によっても異なります。一般的にいう、肉離れなどのケガならば一定の期間安静にし、場合によっては固定もします。軽い捻挫ならば最初から固定せず、ゆっくり行動する、おだやかに動作する程度の安静でもよいでしょう。筋肉の痛みで炎症を生じている場合でも痛みや腫れが強ければ最初は安静気味にします。痛みや腫れが少なければゆっくりと行動するくらいで必ずしも安静が必要でない場合もあります。

動かず静かにして寝ている状態が安静ですが、その安静にも程度があります。絶対安静ならベッドに寝て、寝返りも上半身を起こすことも禁止されます。もちろんトイレもベッドの上で寝たまますることになります。しかし、たとえば手足のケガや炎症であれば、その一方の腕か下肢だけを安静にしていればよい場合もあります。腕にギプスをはめて三角巾で吊したり、下肢の骨折でギプスを巻き、松葉杖で足を浮かせて歩行するのも局所的な絶対安静といえるかもしれません。この場合は、安静にすべき部位以外は動かした方がよいのです。そうしないと全身の筋力や心肺機能、手指の動きなどが低下してしまいます。

一方で、ゆるい安静もあり得ます。痛い部分をあまり動かさないようにしてゆっくり行動する場合などです。どちらにしても、必要な期間が過ぎれば、徐々に患部を動かしていきます。少しずつ動く角度や筋力を回復させていくことを、リハビリテーション（リハビリ）といいます。

Q107 筋肉痛は冷やす方がよいのでしょうか、温める方がよいのでしょうか？

ふくらはぎの筋肉の不全断裂つまり肉離れをおこしたら、まずふくらはぎを冷やした方がよいと想像がつくと思います。逆に肩こりなどの疲労性の筋肉痛ならば温めた方が筋肉がほぐれて血行がよくなり、こりが改善されます。ケガはQ１で説明したように、最初は冷やすのが原則です。打撲や捻挫による筋肉痛ならば最初は冷やします。冷やすことにより、内出血を少なくして、炎症を抑える効果と痛みを感じにくくする効果があります。冷たい水で濡らしたタオルや氷水をナイロン袋に入れて冷やすのですが、冷やしすぎて凍傷にならないように注意が必要です。冷やす時間はケガの程度によります。10～20分冷やして30～40分ほど冷やすのを休みます。ケガをして２～３日目で腫れが少しましになってきたら、今度は軽く温め気味にします。血行をよくして局所の代謝を高めるためです。

ランニングをした後などスポーツや労働をして使いすぎで筋肉の疲労が生じている場合は軽い炎症なので、初めから血行をよくした方がよく、温めます。疲労を越えて炎症が強い場合は、ケガと同じく最初は冷やします。適当な時間冷やして、その後はやはり温めます。スポーツによる筋肉痛の場合に冷やすのと温めるのを交互にする方がよい場合もあります。このような場合は整形外科の中でもスポーツの専門家に相談してください。

筋肉痛には原則、「はじめ冷やしてその後に温める」と覚えてください。

Q108 ふくらはぎの肉離れをしたのですが、筋肉の不全断裂なのでＲＩＣＥ療法で冷やすようにと言われました。いったいいつまで冷やせばよいのでしょうか？

肉離れとは筋肉線維や筋膜が急に走る動作やスポーツなどで部分的に断裂する状態です。歩いている時や、運動時に突然、太ももやふくらはぎに激痛あるいは鈍痛を感じます。いきなり歩けなくなるくらい痛い場合もあれば、徐々に痛みが強くなることもあります。スポーツ時のウォーミングアップが足りない場合や、信号が赤に変わるときにいきなり走る時などによく生じます。多いのは大腿の前面の大腿四頭筋、後面のハムストリング筋、下腿後面の下腿三頭筋などです。

急性期は有名なＲＩＣＥ療法を行います。Ｒ（rest）は安静、Ｉ（icing）は冷やす、Ｃ（compression）は圧迫、Ｅ（elevation）は挙上を表します。局所の筋肉が多かれ少なかれ断裂しているので、初期には安静が必要です。そして内出血し、炎症を起こすので最初は冷やします。氷水の入ったナイロン袋が一番上手に冷やせて０度以下にならないので凍傷も防げます。10〜20分冷やしたら30〜40分は凍傷を防ぐために冷やすのを止めます。ケガの程度にもよりますが、できればこれを１〜２日繰り返します。１〜２日は無理でも最初に10〜20分を冷やすことは後々の痛みと腫れを少なくするのでまずは冷やしてください。できるならば、冷やす、冷やすのを休める、を数回繰り返せばさらにダメージが少なくなります。落ち着いたら整形外科クリニックを受診し、骨折などがないかどうか調べ、湿布や消炎鎮痛薬の経口薬をもらってリハビリなどの治療をしましょう。

Q109 ふくらはぎの肉離れをしたのですが、足首はケガをしていないのに足首に内出血が出てきました。足首もケガをしていたのでしょうか？

肉離れ、つまり筋肉の不全断裂をおこすと、筋肉内の血管も切れるので内出血します。筋肉が断裂した部分が内出血で腫れます。頭にできるたんこぶも同じことです。血液は鉄を含むのでかなり重たい液体です。最初はケガをした部分にたまっていた血液が徐々に重力で下の方に降りてきます。皮膚の下の皮下組織は組織があまり密につまっておらず、血液が移動したり、感染が波及したりしやすい組織です。血液は体の姿勢によって下の方に移動していきます。下腿つまりふくらはぎの下腿三頭筋という筋肉の肉離れなら、内出血の出血量が多ければ、立っているときに皮下を重力で移動して、皮膚の薄い足首や足に内出血の青あざが見えることがあります。その部分を抑えると多少痛むことも痛まないこともあります。肉離れをしてしばらくしてから足首に内出血があれば、「足首はケガをしていないのに捻挫でもしていたのでしょうか？」と質問されます。たまに肉離れと同時に足関節の捻挫を起こすこともありますが、足関節を動かしても痛まないときは、「血液が降りてきたためです」と説明します。心配はありません。内出血は最初血液の赤い色で、変色して青くなり、1～3週間で青みが鉄の色の黄色になって消えていきます。私もふくらはぎの肉離れを起こしたことがありますが、脳梗塞後の再発予防に血液をサラサラさせる薬を飲んでいたため、内出血が多く、足首から足先まで青くぱんぱんに腫れてさすがにたじろいだことがあります。

Q110 ふくらはぎの肉離れをしたのですが、学校の先生が圧迫した方がよいと、テーピングでぐるぐるにきつく縛ってくれました。少し痛みがましですが大丈夫でしょうか？

圧迫する理由は、Q108で説明したＲＩＣＥ療法に則ったもので、筋肉の断裂部からの出血を圧力で少なくして後の腫れや炎症を少なくするためです。しかし、圧迫の際に下腿をテーピング用のテープでぐるぐる巻きにきつく縛るのは逆にやり過ぎで危険を伴います。特に下腿の場合は筋肉の内圧が高くなりやすく、静脈還流が途絶えて筋肉壊死《えし》になるいわゆるクラッシュシンドローム（挫滅症候群）が起こりえます。下腿を全周に締めつけるのは静脈の流れを止めてしまい、腫れがますますひどくなる可能性があり危険です。局所だけ圧迫してください。腫れが多少ましになります。軽い場合はともかく、下腿全周を強く締めることはお勧めしません。

以上のことは静脈が圧迫で止まった場合の危険性ですが、もっと強く圧迫して動脈を遮断するのはもっと危険です。手足のケガで動脈が切れた場合などは大出血します。その場合に昔は出血部位より身に近い部分で布やタオルできつく腕や太ももを縛って、出血を止めていました。しかし、あまり強く縛ると手足に行く動脈がすべて止まってしまい、10分以上その状態が続けば縛ったところから先の組織の酸素が途絶え、壊死をおこし始めます。また縛った部分も同時に組織が傷みます。大出血している部位を清潔なタオルかハンカチで強く圧し、なんとか出血を抑えて救急病院に駆けつけるのが原則です。このことは案外、救急隊員や内科医でも知らないことです。

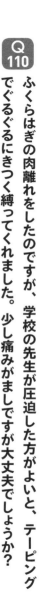

Q111 筋肉痛は揉むほうがよいのでしょうか?

スポーツをしたあとやウォーキングをした後で疲れた筋肉を軽くマッサージしてもらうのは気持ちのよいものです。張った筋肉がほぐれて血行もよくなり回復も早くなります。しかし、炎症が強い場合や筋肉線維が断裂した肉離れの場合は揉むのはよくありません。まずは安静が原則です。安静とは全身の安静ではなく局所の安静のことをいいます。傷んだ筋肉をそっと静かにしてあげる、内出血や炎症が起こっているので休めてあげるのです。その部分を揉めば、かえって内出血や炎症がひどくなります。回復も遅れてしまいます。

いわゆる寝違え、スジ違え、という、首が朝起きたら痛くて動かせない、あるいは何もしていないのに首が急に痛くなった、という場合には、筋肉の炎症が徐々にひどくなっていたり、小さな気づかない程度の捻挫に炎症が加わっていることがあります。

来院患者さんの中にはしばしば、揉んでもらった翌日からもっと痛くなったという人がいます。揉んでましになる場合もありますが、多くの場合揉みすぎであり、筋肉をかえって傷めてしまい、痛みがさらに悪化します。

筋肉がケガや使いすぎなどの炎症で痛む場合は、まず局所の適度な安静を心がけ、痛みが治まってきたら、徐々に筋肉をほぐしていく体操が大切です。安静にしすぎると筋肉が硬くなるからです。揉まずに関節をゆっくり動かして筋肉を伸び縮みさせるようにしてください。

Q112 筋肉が腫れて痛いので整形外科クリニックを受診したら「筋炎ですね」といわれたのですが、筋炎とはどのような病気でしょうか？

人の体には600を越える筋肉があります。筋肉は痛みを生じたり、腫れたりする「筋炎」を生じるのです。原因としては筋肉の使いすぎ、疲労、血行障害、感染、多発筋炎や皮膚筋炎という膠原病などいろいろです。原因は分かっていませんがインフルエンザなどでも起こります。

筋肉の痛みはだるい感じから激痛までさまざまです。すぐに治る場合もあれば、治るのに数ヶ月、時には数年かかることもあります。寝起きなど動かしはじめに痛みを感じることが多いのですが、逆に動いている間に痛みが強くなってくることもあります。

筋炎の治療ですが、原因があればまずそれを取り除き少なくすることが大切です。しかし、実際はなかなかその原因を取りのぞけないのが実情だと思いますので、原因を軽減する工夫が必要です。痛みや炎症が強いときは多少の安静が必要ですが、筋肉は動かして使うものなので、少しずつ動かしてその量を増やしていきます。治療の仕上げには、筋肉の曲げ伸ばし体操をゆっくり行います。痛みや腫れが強い場合は湿布を使ったり消炎鎮痛薬を飲んだりすることもあります。もっと痛みが強ければステロイドホルモンの局所注射（トリガーポイント注射）も効果的です。

筋炎はさまざまな原因で起こるので、2～3週間以上長びく場合は整形外科クリニックを受診して原因を調べてもらってください。

Q113 全身の筋肉が以前より疲労しやすく感じるのですが、なにかの病気でしょうか？

疲労は誰でも経験することですが、奥深いものです。その疲労には、脳で感じる中枢性疲労とそれ以外の末梢性疲労があり、また生理的疲労と病的疲労という分類もあります。脳も使いすぎたりストレスがあれば疲れますし、筋肉やそのほかの組織も使いすぎれば疲れます。また病的疲労といって、がんやうつ病や不眠症がもともとあれば、同じ仕事やスポーツをしても疲れやすくなります。栄養不足（エネルギー不足）や、栄養が足りていても過度に労働したりスポーツをしたりすることによっても起こります。

高齢の患者さんの腰痛や大腿痛を調べても神経や骨や血行に異常が見られない場合、筋肉が弱ることによる疲労が生じ、痛みとして感じやすくなることが多いようです。後で説明するサルコペニアは加齢などで筋肉が減少する状態をいいますが、人間は中年以降になれば、程度の差はあっても誰でも筋肉は衰えてくるものです。筋肉が疲労した場合は適度な睡眠・入浴などでほどよくからだを温めたり、軽いマッサージ（強い指圧などはかえって筋肉や組織を傷めることがあります）、体操（ほぐす体操、血行をよくする体操）、リラックスできる環境（音楽を聴く、アロマテラピー、笑い、栄養剤、酒など）で疲れた筋肉やからだを休めることが大切です。

そして、日頃から運動不足にならないように、1日合計20～40分、3000～8000歩のウォーキングなどで足腰の筋力を少しでも維持するようにしましょう。

Q 114 膝が悪くて太ももの筋肉を鍛えるようにといわれたのですが、70歳の私でも鍛えることは可能でしょうか？

高齢の方でも、変形性膝関節症などで膝が痛む場合に、大腿四頭筋という太ももの筋肉を強化することがあります。大腿四頭筋は歩く、走る、立ち上がる、立位を保つ、ジャンプする動作に主力で働く筋肉です。同時に膝関節を締める機能で関節の安定を保ち、結果的に膝の軟骨がすり減るのを防ぎます。ぐらぐらの関節なら階段を降りるたびに関節面がズレて、表面の軟骨が摩耗します。そのため、大腿四頭筋を鍛えるようにいわれたのだと思います。大腿四頭筋を鍛える方法としては、ウォーキングが一番強力ですが、ウォーキングは同時に軟骨がすり減るマイナス面もあります。家で簡単にできる方法として一番効果があり安全なのは、床に寝るか足を投げ出して座って、膝の下にバスタオルなどを折って置いて、膝で床に向かってそのタオルを押しつぶすよう太ももに力を入れる方法です。これは大腿四頭筋が収縮することによる体操で、一番効果があり、あまり膝関節を動かさないので痛みや腫れが強い方でも安全にできる筋肉を鍛える体操です。あとは椅子に座って、膝関節を10～15秒空中に伸ばして保つ、あるいは椅子に座って膝関節をゆっくり伸ばしたり曲げたりする体操も効果的です。足は重いのでおもりは必要ありません。

70歳にもなると膝の悪い方も多く、膝をかばって歩くので痛くないときよりかなり筋力が低下しています。その過度に低下した筋力を年相応の筋力まで回復するつもりで頑張ってください。

Q115 サルコペニアという、筋肉が減る病気だといわれたのですが怖い病気でしょうか？

サルコペニアは、1989年にローゼンバーグによって提唱された新しい概念です。病気というより筋肉量が減って身体能力が低下した好ましくない状態、とでも理解してください。

サルコペニアとはギリシア語で「肉」を表すサルコと「喪失」を表すペニアとを組み合わせた造語です。まだ決定的な定義はないのですが、筋肉量減少と筋力低下と身体機能低下があればサルコペニアと診断されます。症状としては、疲労・易疲労感・倦怠感・冷え性・歩行速度の低下・仕事能力の低下・食欲不振などがあります。原因としては、加齢・寝たきり・運動不足・無重力状態・高度な臓器障害（心臓、肺、肝臓、腎臓、脳など）・炎症性疾患・悪性腫瘍・内分泌疾患・栄養不足・タンパク質摂取不足・過度のダイエット・薬剤の影響などがあります。

診断方法ですが、病院でMRIやCT検査で筋肉量を計測できるものの、費用がかかります。歩行速度、片足立ち、握力測定などの簡単な方法は、まだ判定基準が定まっていません。スポーツジムなどに置いてある簡単に筋肉量を計測できる体重計を利用するのが一番簡単です。

対策ですが、他の病気があればその病気の治療が一番大切です。加齢などが原因ならば運動、トレーニングで改善が期待できます。しかし激しい有酸素運動は筋肉を増やす効果が少ないといわれています。1回10回程度で少し疲れるような運動を2～3回行います。運動の後は筋肉を休めることも大切です。1週間に2～3回の運動が最も効果が高いといわれています。

薬に関する質問や疑問

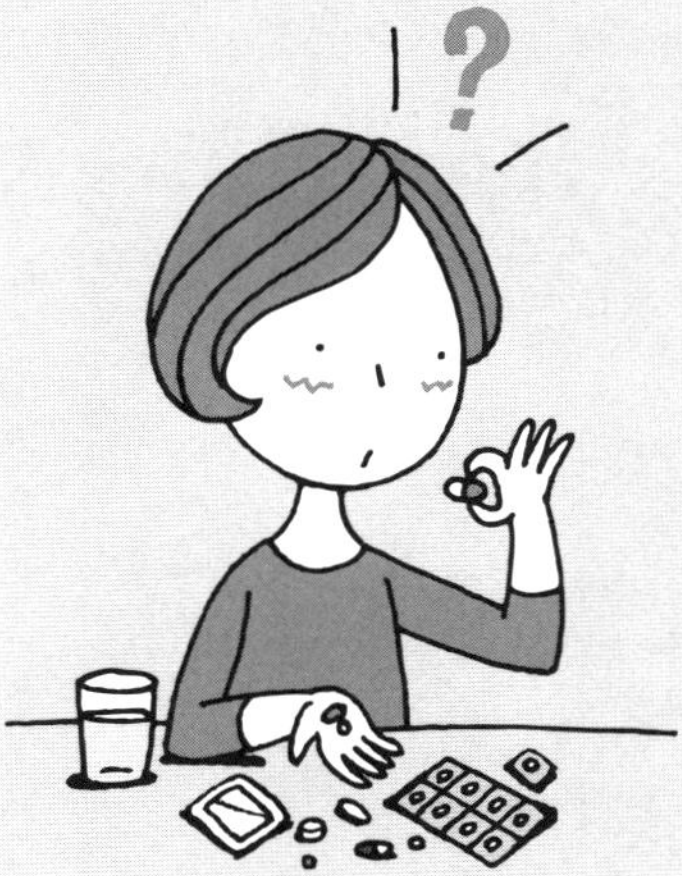

Q116 週刊誌に飲み続けると危ないと書かれていた薬を飲んでいるのですが、副作用がないか不安です。

ほぼすべての薬には薬効と副作用があります。これは事実です。よく効く薬ほど反対に副作用も強い傾向にあるのも事実です。今、仮にあなたが重症の肺炎で入院していて、このまま放置すれば死に至るかもしれない状態だとします。もちろん体の免疫力が細菌に打ち勝って自然治癒する可能性もありますが、その時に抗生剤を点滴するかしないか迷ったらどちらを選ぶでしょうか。たとえば、肺炎が治る確率が90％、副作用で死ぬ確率が0・01％、つまり1万人に1人は副作用で死ぬかもしれない、という場合です。私なら抗生剤の点滴を希望します。薬が効く確率と副作用で死ぬ確率が五分五分なら私でも他の方法を選びますが、現在の薬は副作用が起こる確率がとても小さくなっています。薬は毒薬ではありません。動物実験をして、健康なボランティアに実験的投与をして、患者さんに慎重に投与して、膨大なデータを集めて安全性と効果が確証された場合のみ、薬剤として認可され、治療に使えるようになり、日本では保険適用になります。

個人的にある薬剤が体に合わないことはしばしばあります。また効果がないのに継続して投与されていたり、病気が治ったのにそれ以降も投薬されている場合もあります。これらの場合は主治医によく相談して、薬剤を変更してもらうか、減量、あるいは中止してもらえばよいのです。また糖尿病や高血圧、高脂血症などは薬を止めるとまた病気がぶり返すことがあります。その場合は副作用に注意して薬を継続します。

この本を執筆中にもある週刊誌で、薬や手術の害などを特集として連載しています。多くの良心的な医師や医学会や医師会はこのたぐいの記事の内容に危惧しています。なぜなら、取材に基づいた記事だから事実だといっても、薬や手術でよくなった患者さんの取材記事がほとんどないからです。医師や看護師、製薬会社の社員などの告発的な意見も事実としても、好意的な意見がほとんど書かれていません。科学的な論文ならば、たとえばある薬を投与された全患者さんのデータの中で良くなった人、変わらない人、副作用を生じて有害だった人、などの確率を示します。先ほども説明しましたが、薬の効果と害が半々なら大問題ですが、副作用や重大な副作用のパーセンテージはかなり小さいのです。もちろん薬害で死亡した人にとっては薬害100％ですが、良くなった人の意見も掲載すべきなのです。私は50歳の時に脳梗塞になり、以後9年間、毎日欠かさず、血液をさらさらにするプラビックスと降圧剤のブロプレスを飲んでいます。プラビックスの副作用で脳出血を起こす危険性はありますが、それよりも飲み忘れて脳梗塞を再発する方が悔やんでも悔やみきれないと思って1日たりとも欠かさず飲んでいます。その週刊誌の記事では、この2つの薬剤は「売上げ上位でも飲まない方がいい薬」の第1位と第2位でした。関節リウマチは薬剤で治療すればかなり良くなる時代になっています。しかし虎穴に入らずんば虎児を得ず、のことわざ通り、確かによく効く薬には副作用にも注意が必要です。私はよく考えて必要があれば、虎穴に入る覚悟で自分自身の病気に立ち向かうつもりです。

Q117 なるべくなら薬を飲みたくないのですが……。

最近、週刊誌だけでなく、さまざまなメディアやネットが、薬の害についての情報を流し続けています。確かに医師側にも製薬会社側にも間違いもあれば、漫然と投薬していたり、儲けばかりを優先している場合もあります。しかし、儲けのためだけに投薬すれば、それは犯罪です。患者さんの病気やケガを治すためにの一つの方法として薬剤があるのであり、なくてはならない治療方法です。あるテレビ番組で、アフリカのある国からの留学生に日本に来て一番驚いたことはと聞いたところ、誰もがいつでも病院に受診できて薬をもらえることだ、と答えていました。彼はアパートの部屋に日本の病院でもらった薬をいっぱい持っていました。彼の村では病院まで徒歩で3日間かかり、もちろん健康保険がないので治療費は高額で、村には一人の祈祷師だけがいて、村人が病気になればその祈祷師に見てもらうとのことでした。ひるがえって、現在の日本からすべての薬剤がなくなったと想像したらいかがでしょうか。あなたがこれから薬なしで10年間過ごすのは自由だとしても、子供にも10年間薬なしで過ごさせるとしたらいかがでしょうか？　自然治癒力は大切で、薬に頼り切るのは良くないことです。しかし、先進国の平均寿命がこの50年ほどで飛躍的に伸びた一つの大きな理由は、抗生物質など薬の発明によります。

先ほどのアフリカの青年は帰国したら自分の国を日本のように豊かで安全な国にしたいと言っていました。日本人は幸せすぎて贅沢すぎるのだと感じます。

Q118 薬のジェネリック（後発品）を薬局で勧められました。確かに安いのですが先発品と比べて効果や副作用の点で大丈夫でしょうか？

日本社会の高齢化が加速的に進む中、国の財源に占める医療費の割合がどんどん増えています。全国保険医団体連合会のホームページの資料によれば、国民の医療費は２００１年に30兆円を突破し、２０１４年度に40兆円に達しています。２０００年から２０１４年の14年間に国民医療費が10・５兆円も増えたのです。この間に診療所の収入の伸びは１・１兆円、歯科収入の伸びは０・２兆円にすぎないのに対し、調剤薬局の収入の伸びは２・８兆円から７・２兆円と倍以上に増えています。そして調剤薬局の増加は主に薬剤費の増加によります。このために国は安いジェネリックの薬剤の処方を強力に勧めています。確かに同じ効果なら誰でも安い薬がいいのに決まっています。問題はジェネリック薬が完全には先発薬とは同じでないことです。薬剤そのものは同じ成分ですが、薬剤を包むカプセルや徐々に溶かす基剤とよばれる部分は先発薬とは同じでありません。薬は単に飲めば効くというものではなく、溶ける場所が胃を越えて腸で溶けるように工夫したり、ゆっくり薬が溶け出して長時間効くようになっていたりと、カプセルや基剤もとても重要なのです。最近の週刊誌によれば、ジェネリックの製造国が日本以外でかなり粗悪なものも含まれていると報道されています。本当の真実は医師でも分からないので、どのジェネリック薬剤が良くてどれの効果が少ないかは不明で、実態は玉石混淆だと思われます。それゆえ、私も含めて私の周囲の医師はすべて、自分と家族には先発薬しか使わないという人ばかりです。効くか効かないか分からないのなら高くても確実に効く薬を飲みたいと思うからです。ジェネリックに対する確実な真の評価を厚生労働省が出してくれればよいと願っています。現時点では自分の責任で先発薬かジェネリック薬を選ぶしかないと思います。

一方、日々患者さんに注射薬や経口薬を使っている私としては、薬があまりにも高すぎると感じます。確かに1つの薬剤を開発するまでには数百種類以上の候補薬剤の比較研究や動物実験、人体実験など膨大な時間と莫大な費用がかかることは理解できます。しかし、薬剤として発売されて、ある程度研究開発費の元を取れれば、薬剤を安くしてほしいと思います。薬価改正でどんどん安くはなっていきますが、もう少し安くしてジェネリック薬より少し高い程度に設定すれば、医師も患者も選択がしやすく、国の医療費も下げることができます。

関節リウマチの画期的な薬剤である生物学的製剤でバイオともいわれる注射薬は確かに効果抜群ですがおよそ1人あたり1ヶ月に10～12万円の費用がかかります。C型肝炎にも画期的な薬剤が出現しましたが、C型肝炎が完全に治るとはいえ、高価な薬剤です。肺がんに効果がある新しい薬剤が開発されましたが、これは超高価な薬剤です。日赤病院の元院長が私に「海外では国民健康保険が日本ほど行き渡っていないので、高価な薬が売れにくく、国民皆保険の日本にどんどん売り込んで儲けている」と言っていました。先発薬も海外から輸入する新薬も、もっと安くなってほしいと願っています。

Q119 もらった薬の量を勝手に増やしたり減らしたり、止めたりしても大丈夫でしょうか？

医師が患者さんを診察して診断し、治療として薬を処方する場合は、患者さんの症状や病気が治ってほしいと考えています。院外処方で薬は別の経営者の薬局でもらうようになり、薬をたくさん処方しても以前ほど儲からなくなりました。院内処方のクリニックでも薬を購入する価格と診療報酬でもらえる価格の差、いわゆる薬価差益が現在ではほとんどなくなっているため、昔のように薬では儲かりません。医師が薬で儲けているというイメージがまだ強いように思いますが、むしろ期限切れの薬を処分するため、損をすることもあるのです。

医師が儲かるわけではなくても、薬を出したがるのも事実です。なぜなら、内科でも眼科でも整形外科でも精神科でも、薬なしで患者さんの病気やケガを治すことはほぼ不可能だからです。糖尿病だと診断しても、生活習慣を変えて運動をし、ダイエットするように、という指導だけでは健康相談所と同じです。治療ではなく健康相談あるいは健康アドバイザーに過ぎなくなります。

ながながと前置きをしましたが、医師がよかれと考えて処方した薬は、内容も量も症状に合わせたものです。患者さんの独断で使い方や摂取の仕方を変えたりすると、医師は病気が悪化した場合などに判断を間違いかねません。もし薬の副作用があったり体に合わない場合、症状が悪くなった、逆に良くなった場合には、遠慮なく主治医に相談してください。医師はそれを待っているはずです。

Q120 薬を飲んだら全身がかゆくなり、じんましんが出てきました。どうすればよいでしょうか?

薬の副作用にはいろいろな症状や目に見えず検査で分かるものまでさまざまです。副作用の中で一番怖いものの一つにアレルギーの重症タイプのアナフィラキシーショックがあります。とくに呼吸困難、冷や汗、意識低下などの重篤な場合は一刻を争うので救急車を呼びます。しかしそのような重篤なアレルギーでなくて、全身あるいは体の一部に赤い斑点や発疹ができたり、全身がかゆくなる場合は薬疹の可能性が高いのですぐに薬の服用を中止します。症状が重篤でなければ、その日か翌日に薬をもらった医師に電話で症状を告げて指示を待ちます。あるいは直接薬疹の専門家である、皮膚科かアレルギー科を受診します。まれに重症薬疹といって皮膚や粘膜のただれなど全身に重篤な症状が起こる場合があり、緊急入院が必要なことがあります。

薬のアレルギーには初めての薬剤ならば通常1回目には起こらず、2回目以降におこります。1回目で起こるときは以前に似た薬剤を服用していたことがある可能性があります。薬剤アレルギーは体調にもより、風邪で体調が悪いときなどには同じ薬を同じ量だけ服用していてもアレルギーを起こしやすくなります。また抗菌薬、消炎鎮痛薬、風邪薬などアレルギーを起こしやすい薬剤もあります。初めて服用する薬剤は少し慎重に最初の数回は発疹やかゆみが出ないかをチェックしましょう。とくに初めて服用する薬や湿布を海外に行ってから使うのは危険です。対処が国内よりも困難になるからです。渡航前に2、3回は、アレルギーを起こさないか試してください。

Q121 先生が出してくれている薬をじつはほとんど飲んでいないのですが、先生に言いづらく、黙ってずっと処方してもらっています。大丈夫でしょうか？

実際に私のクリニックであった、私と患者さんの会話です。「先生、近所の内科でもらっている血圧の薬を飲まなくてよいでしょうか？」「血圧はどうなの？」「血圧はよいのです」「じゃあ、薬が効いているから飲み続けた方がいいよ」「でもその血圧の薬は以前から飲んでいないのですが……」薬や湿布を病院やクリニックでもらっても、飲み忘れたり、意識して飲まずに捨てられる薬剤費が年間400億円以上あるとの報道がありました。内科でいろいろな薬を処方され、膝や腰の痛みに整形外科で薬をもらうなど、1日に何十錠もの薬を飲んでいる人は珍しくないと思います。

その大きな理由は、医療・薬剤費が安いからです。以前NHKのドキュメンタリー番組で米国の医療事情を紹介していました。米国のある病院で高血圧の患者さんに医師が降圧剤を投与しようとすると保険会社から薬の処方を止められました。契約上、保険で降圧剤を使えない程度の高血圧だったからです。医師も投薬させてもらえず、患者さんもよほど血圧が高くないと薬をもらえないのです。私のクリニックには海外で治療を受けた人も多く受診しますが、全員、日本の保険制度をほめます。世界では医療費も薬剤費もバカ高いのです。逆にバカ安い日本では、医師も費用を考えずにたくさん処方し、患者さんも保険で安いから適当に薬をもらい、服用しないで捨てることも多いのです。もっと賢くならないと、日本は次の世代に大きなツケを残します。

Q122 薬は一生飲み続ける必要があるのでしょうか？

病気にも薬にもいろいろな種類があり、また治療法や薬が次々と開発され進歩するのが医学であり医療です。ケガや炎症の時に服用する消炎鎮痛薬は痛みや腫れが治まれば飲む必要はありません。抗菌薬も感染が治まれば止めます。しかし、糖尿病や高血圧など、生活習慣や食べ物を改善しても治らない場合は一生薬を飲む方がよいのです。もちろん治れば飲む必要はありません。血糖値や血圧が下がれば薬も減り、中止できることもあります。薬も日月進歩しているのでより副作用が少なく効果的な薬が開発されています。それらを症状に合わせて、生活習慣を改善するのを第一としながら服用します。私は医師なのでもともと薬が効く、と思っています。でなければ患者さんを治療できません。自分自身も脳梗塞予防のプラビックスやブロプレス以外に、尿酸が一時高くなったので痛風の予防に尿酸値を下げる薬を服用しています。そのほかにアレルギー性鼻炎が少しあるので、鼻炎の薬など1日に10種類くらいの薬を毎日欠かさず服用しています。それに対しては副作用もないので、特に疑問も持たずに粛々と飲んでいます。私は59歳ですが、40歳代後半に家族に頭の頂上が薄くなったと笑われ、ちょうどその2005年12月に発売されたプロペシアという脱毛予防の薬を発売以来11年間欠かさず飲んできました。今では家族も私の頭が薄いとはまったく言わなくなりました。私は気が短い性格ですが、自分の健康に対しては必要とあれば粛々と継続します。継続は力なり、それを身をもって感じています。

Q123 鎮痛薬にはどのような種類があるのでしょうか?

痛みを生じる原因はいろいろあります。最近、医療の現場では痛みを3種類に分類してそれぞれに合う鎮痛薬を使うようになっています。1つめは使いすぎなどで起こる炎症と打撲や捻挫などのケガによる痛みです。2つめは神経そのものが傷んで感じる痛みで、神経障害性疼痛《とうつう》とよばれる痛みです。3つめは原因が分からない痛みや心因性の痛みです。以前は消炎鎮痛薬といえば、ロキソニンやボルタレンなどの非ステロイド系消炎鎮痛薬が主流で、今でも多くの患者さんに使われています。膝関節炎や足首の捻挫の痛みにはこれらの薬がよく効き、第一に選択する薬となります。しかし、2番目の神経障害性疼痛には従来の痛み止めがあまり効かないことは医師も患者さんも知っていました。それに対して、神経の興奮を抑えて痛みの伝導を少なくするリリカという薬が使えるようになり、なかなか治らなかった神経性の痛みをコントロールできるようになってきました。そのほかにも日本で現在使える鎮痛薬は最近めざましく増えています。

以下、現在日本で使われている鎮痛薬を順番に説明していきます。①非ステロイド系消炎鎮痛薬：ロキソニンやボルタレン、セレコックス、イブなどが代表的な薬剤です。炎症を起こしている局所に作用して炎症つまり痛み・腫れ・発赤・熱感を直接抑えます。②アセトアミノフェン：日本ではカロナールとして有名ですが、胃腸障害や腎臓障害が少ないためにアンヒバ坐薬、ベンザエース、新ルル、新セデスなどさまざまな薬剤に合剤として使われています。アセトアミノフェンは1の非ステロイド系消炎鎮痛薬と同じように解熱・鎮痛効果がありますが、局所の炎症を抑える効果はまったくありません。アセトアミノフェンは開発されて100年以上たちますが、現在でも作用機序がよく分かっていない珍しい薬で、大脳に働き、痛みを感じる閾値《いきち》を上げて痛みを感じないようにしている、といわれています。服用しすぎると肝臓障害を起こします。③ノイロトロピン：ウサギにある種の免疫反応を起こして得られた物質で日本で開発され日本だけで使われている鎮痛薬です。脳に働いて痛みを抑える経路を活性化させて痛みを抑えます。腰痛症、神経痛などに効果があります。④オピオイド：合成薬物で麻薬の一種ですが鎮痛薬として用いられるものをオピオイドとよびます。日本では、2010年から徐々に使えるようになり、都道府県知事から免許を受けた医師のみが処方できるオピオイドや医師なら誰でも処方できる弱いオピオイドなどがあります。痛みを抑える機序は脳や脊髄において、痛みを伝える神経伝導路を抑え、痛みを抑制する伝導路を活性化する両方の働きがあります。⑤神経障害性疼痛治療薬：リリカという薬は神経伝達物質を抑制して神経の興奮を低下させて痛みを減らします。⑥抗うつ薬：代表的な薬剤が最近、慢性腰痛に伴う疼痛に適応されるサインバルタという薬剤です。もともとうつ病に使われ、糖尿病性神経障害や線維筋痛症に伴う疼痛にも使われていた薬です。脊髄において、痛みを抑制する伝導路を活性化して鎮痛効果をだします。これら以外に鎮痛補助薬として、筋弛緩薬、血流改善薬、ビタミンB12、ステロイドも使われます。

鎮痛薬の種類が増えた現在、使い分けや組み合わせが大切です。医師によく相談して下さい。

Q124 鎮痛薬はなるべく我慢して使わない方がよいのでしょうか？ 鎮痛薬は結局一時的に痛みを抑える薬なので止めればまた痛みが出るのでしょうか？

関節や筋肉などが炎症を起こして生じる腰痛や膝関節痛、打撲や捻挫で内出血や炎症を起こしている痛みには、局所の炎症、つまり痛み・腫れ・発赤・熱感を抑える非ステロイド系消炎鎮痛薬が一番効果的です。前項で説明したこの薬剤以外の薬はすべて、脳や脊髄で痛みを感じさせなくする鎮痛薬でした。いわば火事を直接消す役目がロキソニンやボルタレンなどの非ステロイド系消炎鎮痛薬であり、火事はそのまま燃えていても見えなくするのがそれ以外の鎮痛薬です。

しかし、非ステロイド系消炎鎮痛薬の副作用として胃腸障害や腎臓障害があるため、患者さんがこの鎮痛薬を使わずに我慢する傾向があります。医療の現場でも非ステロイド系消炎鎮痛薬の副作用を避けるためにこれを使わない若い医師が増えています。

とは言っても、局所の炎症を抑えることができるのはこの非ステロイド系消炎鎮痛薬かステロイドしかありません。ステロイドは後に説明するように強い抗炎症作用がありますが、副作用もあるために一般的には鎮痛薬としては使いません。副作用に注意して使えば、非ステロイド系消炎鎮痛薬は急性期の痛みや炎症を強力に抑えてくれます。火事を消してしまえば、あとは消火する必要がありません。一時的な効果でなく、根本治療になり得ます。痛みは我慢すると脳で記憶して残る可能性があります。急性期にだけ上手に使えば素晴らしい鎮痛薬です。

Q125 鎮痛薬を使い続けると胃腸障害や、肝臓・腎臓に障害が出るのでしょうか？

ロキソニンやボルタレンなどの非ステロイド系消炎鎮痛薬の一番多い副作用として、胃腸障害があります。『ニューイングランド・ジャーナル・オブ・メディシン』という世界で最も権威ある医学雑誌の一つに1999年に掲載された論文では非ステロイド系消炎鎮痛薬の消化管障害による死亡者が米国で1998年の1年間で1万6500人、英国でも1年間に2500人にもなると報告されました。この論文の発表に前後して、欧米では一般的な痛みに対して非ステロイド系消炎鎮痛薬の使用が激減し、代わってアセトアミノフェンやオピオイドを使うようになっています。日本で行われた1008人の関節リウマチの患者さんに行われた調査でも、62・2％の患者さんに胃腸障害が見つかっています。非ステロイド系消炎鎮痛薬はすぐれた薬剤ですが、確かに胃腸障害をきたすことがあるので、急性期の痛みに短期的に使用する方が安全です。胃潰瘍経験者や高齢者にはとくに注意すべきです。非ステロイド系消炎鎮痛薬の中でも胃腸障害をきたしにくい薬剤も開発されています。セレコックスがその代表ですが、鎮痛効果はやや弱くなっています。

非ステロイド系消炎鎮痛薬のもう一つの大きな副作用として、腎臓障害があります。日本腎臓学会が腎機能低下の状態を慢性腎臓病として注意を促しています。2012年に日本腎臓学会が慢性腎臓病診療ガイドを作りインターネットでも閲覧できます。

(http://www.jsn.or.jp/guideline/pdf/CKDguide2012.pdf)

このガイドラインによれば、2005年時点で、日本国内の慢性腎臓病患者数は1300万人にのぼり、人口の12・9％を占め、高齢になるほど割合が高まります。80歳以上になると男女ともに約半数の人が慢性腎臓病で腎機能が低下した状態になっています。このガイドラインの96～97頁には非ステロイド系消炎鎮痛薬は慢性腎臓病患者にはなるべく使用しないように推奨しています。胃腸障害を起こしにくい坐薬やセレコックスのようなタイプでも、腎臓障害を起こし得るのでなるべく使わないようにとなっています。このため、腎臓機能が低下している患者さんや高齢者は局所の炎症に対しては非ステロイド系消炎鎮痛薬を数日から2週間までの服用にとどめるか、湿布などの外用薬を使う、注射を使う、装具をつけるなどの工夫が必要になります。

胃腸障害も腎臓障害もほぼ起こさないアセトアミノフェンですが、肝臓障害をきたす可能性があります。アルコール多飲者、肝臓機能の低下した人、高齢者では使用量を少なくするように勧告されています。また薬局の一般薬や医師が処方する薬にもアセトアミノフェンが配合されているので、複数の薬を飲むときには注意が必要です。米国でも飲み合わせを防ぐために、1錠中のアセトアミノフェン含有量は325㎎を越えないようにと勧告されています。

ロキソニンやボルタレンなどの非ステロイド系消炎鎮痛薬は局所の炎症や痛みを抑えるには一番効果的でよく効く薬です。副作用に注意しながら痛いときに短期間使えば効果的な薬になります。その他のアセトアミノフェン、オピオイド、神経障害性疼痛治療薬、抗うつ薬などは、局所の炎症を鎮める力はなく、痛みを感じなくさせるだけなので上手に使い分けることが大切です。

Q126 病院でカロナールという痛み止めをもらいましたがどのような薬でしょうか?

カロナールとは商品名で、含まれている薬剤はアセトアミノフェンです。アセトアミノフェンは1873年に米国で合成され、1893年にドイツで初めて臨床で使われた古くからある薬です。古くから使われているという意味では安全だともいえます。前述したように非ステロイド系消炎鎮痛薬による胃腸障害の死亡者が多かったことから、欧米では現在、鎮痛薬として最もよく使われています。解熱・鎮痛作用がありますが、局所の抗炎症作用はありません。また現在でも作用機序がよく分かっていない珍しい薬で、脳で痛みを感じる閾値《いきち》を上げて痛みを感じないようにしていると考えられています。効き目が非ステロイド系消炎鎮痛薬に比べて弱く、日本では解熱以外にはあまり使われませんでしたが、2010年に欧米並みに1日量と1回量を増やして使えることが認可されたため、鎮痛薬としてどんどん使われるようになっています。鎮痛効果は弱いのですが、消化管障害や腎障害、喘息誘発の副作用が少ないことから欧米では鎮痛薬として最も多く使用されていて、高齢者の痛み止めの第一選択薬になっています。鎮痛効果が少なければ、非ステロイド系消炎鎮痛薬や弱オピオイドとの併用も可能です。ただし、2015年にオーストラリアのシドニー大学が公表した論文では腰痛・股関節痛・膝関節痛には無効だったとされています。

副作用に過剰投与による肝臓障害があります。長期投与者や高齢者、アルコール多飲者には1日量を制限して使います。様々な薬に配合されているので過剰摂取に注意して用います。

Q127 オピオイドは麻薬で常習性があるのではないですか？

オピオイドの日本語訳は「アヘンに似た作用をもつ合成化合物麻酔薬」で、麻薬のアヘンが結合するオピオイド受容体に親和性を持つ鎮痛薬として合成された薬剤です。昔から麻薬が痛み止めとして使われてきましたが、それを合成して使いやすく薬剤にしたものです。欧米では、非ステロイド系消炎鎮痛薬が効かない慢性疼痛《とうつう》や手術後の痛み止めとして早くから使われてきましたが、日本ではがん性疼痛に対する鎮痛薬としてのみ使われていました。その後、２０１０年に初めて非がん性疼痛にテープ剤が、２０１１年には弱オピオイドのトラムセットという錠剤が保険適応で使用可能になりました。トラムセットやトラマールという錠剤は麻薬処方箋なしで一般の医師も処方ができます。このトラムセットとトラマールや１日１回のワントラムは局所の抗炎症作用はまったくなく、脳と脊髄に作用して、痛みを伝える神経伝導路を抑え、痛みを抑える伝導路を活性化して鎮痛作用があります。麻薬より弱いですが、多少の常習性があります。非ステロイド系消炎鎮痛薬のように胃腸障害や腎臓障害を起こさない代わりに、麻薬系特有の、眠い、胃腸の動きが止まってむかむかする、吐き気がする、便秘などの副作用があります。眠気とむかむか、吐き気は慣れてきますが、便秘の方は緩下剤を飲み続ける必要があります。

米国ではオピオイドの乱用が多発しています。国内ではトヨタの米国人女性役員がオキシコンチンという日本では麻薬指定されているオピオイドを服用して逮捕されたニュースがありました。

Q128 神経痛にリリカという薬を出されましたが怖い薬ではないですか？

Q100、101でも説明したように、世界110ヶ国以上の国で、神経障害性疼痛《とうつう》治療に最も多く使われているリリカという薬剤が2010年に日本でも神経障害性疼痛の治療薬として認可されました。リリカは過剰に興奮した神経において痛みの伝達物質を抑制することで神経痛を抑えます。従来の非ステロイド系消炎鎮痛薬やオピオイドなどでは抑えきれなかった神経痛に非常によく効きます。副作用としては眠気、ふらつきやめまい、体重増加、浮腫などがあります。腎臓機能の低下があれば薬の効果が効き過ぎる可能性もあります。胃腸障害はありません。日本での添付文書による使い方は最初1日75mgカプセルを2錠朝夕で開始するのですが、この量から開始するととくに女性では眠気やふらつきがかなりの頻度で現れます。そのために、最初は25mg錠1錠か2錠から始め、寝る前に飲むようにすれば眠気やふらつきの副作用を軽減できます。慣れてくれば徐々に量を増やすようにします。案外慣れてきます。服用を止めると体重も浮腫も戻ります。また多数の患者さんに使ってきた私の印象では、効き目に閾値《いきち》、つまりある一定の量を超えると効果が現れると感じます。少しだけ飲んで効かないときは少しずつ増やすのがよいと思います。神経痛が治まれば1週間以上かけて少しずつ減らします。急に止めると不眠や頭痛、不安などの症状が出ることがあります。

リリカが使えるようになり、神経痛の治療が劇的に進歩した感があります。しかし効き過ぎて運動麻痺を見逃すこともあるので、医師のチェックは受けて下さい。

Q129 最近、慢性腰痛に有効な薬剤が発売されたと聞きましたが……。

3ヶ月以上続く腰痛で下肢の神経痛がない場合を慢性腰痛といいます。一時期、慢性腰痛の85％は原因不明と大学の医師達が公表していましたが、85％が原因不明とは言い過ぎです。しかしながら、あらゆる治療を試みても治らない腰痛があるのも事実です。ストレスやウツがあれば、痛みや腰痛が悪化することは知られており、心因性の問題が絡んでいれば心療内科との共同で腰痛を治療することになります。しかし、慢性腰痛の患者さんで原因不明で心因性でもない方もやはり多数います。私のクリニックでも様々な治療を患者さんと協力しあって試みても、腰痛が軽減しない方がある一定の人数いました。

２０１６年3月、従来から抗うつ薬として使われてきたサインバルタという薬剤に「慢性腰痛症に伴う疼痛《とうつう》」の適応が追加されました。脊髄において脳から痛みを抑制する伝導路を活性化して効果を現します。1日20㎎の錠剤を朝1錠から始め、1週以上開けて適宜最高60㎎まで増やせます。副作用は少し眠くなる程度です。私の医院でも先ほど述べたどうしても腰痛が治らない患者さん69人に使ってみました。それ以外に眠気などで数人は止めています。69人中、まったく効果のない人が13人いたのですが、最初10の痛みがゼロになった人が7人、1に下がった人が3人、2が3人、3が6人と劇的に効いた人もかなりいました。使っている人に眠気以外の副作用はほぼなく、凄い薬ができたと驚いています。

Q130 胃が弱くて痛み止めが飲めず困ります。胃を傷めない痛み止めの薬はあるのでしょうか？

急性の炎症やケガには非ステロイド系消炎鎮痛薬が一番効きますが、胃腸が弱い人は胃潰瘍の危険があり、服用しない方が賢明です。胃腸障害の少ない非ステロイド系消炎鎮痛薬セレコックスなどが開発されましたが、やはり胃潰瘍の危険はあります。坐薬は胃腸から吸収されないので比較的安全な非ステロイド系消炎鎮痛薬で、私は胃腸の弱い方によく処方します。しかし、坐薬も血中に入ると多少の胃腸障害を起こす可能性はあります。どうしても胃が弱くてそのような鎮痛薬を使えない方は、湿布やクリームなどの外用薬を使う、前項までに説明してきた、カロナール、オピオイド、神経痛ならばリリカ、慢性腰痛ならばサインバルタ、注射を使う、などの治療を上手に組み合わせる必要があります。装具やコルセットを適宜使うのも一つの方法です。体操などの運動療法も考慮します。不安が強ければ軽い抗不安薬を使うと痛みが軽減することがあります。抗不安薬はストレス性の胃腸障害にも有効です。

私が医師になった頃は、鎮痛薬といえば、ロキソニンやボルタレン、ボルタレン坐薬などが主流というより全てでした。最近は前述のカロナールが多めに使えるようになり、オピオイドも適応が広がり、神経障害性疼痛《とうつう》に効果のある薬剤など日進月歩で鎮痛薬が進化しています。それぞれ副作用がありえますが、非ステロイド系消炎鎮痛薬以外はほとんど胃腸障害をきたしません。主治医によく相談して胃腸に優しい鎮痛薬を探す努力をしましょう。

Q131 ステロイドは怖い薬だと週刊誌で読んだのですが、本当にそうなのか、副作用はどうなのかなど、正しい知識を教えてください。

一般に「ステロイド」といわれることの多い「ステロイドホルモン」は、もともと人体の副腎という組織で作られている、大切なホルモンです。これを薬剤にしたステロイドホルモンは、関節リウマチの薬として開発され、開発者はノーベル賞を受賞したすぐれた薬です。関節リウマチ以外の免疫異常の病気やがんなどにも使われます。

大きな薬理作用としては、強力な抗炎症作用と免疫抑制作用です。臓器移植などで免疫を抑える時にも使われます。炎症を抑える作用も強く、組織の腫れを取る効果にもすぐれています。ほとんどの診療科で使用されており、なくてはならない薬剤です。すべての薬剤の中でもっとも適応症が多いともいわれ、万能の薬といわれたこともありました。

しかし副作用もいろいろあります。大量に長期に服用すると、感染症を起こしやすくなったり、糖尿病を起こしたりします。緑内障では、眼圧をあげて悪化させることもあるので注意が必要です。骨の中の血管炎を生じて、大腿骨頭壊死《えし》症をきたす場合もあります。中等量の投与でも、肥満や満月様顔貌（ムーンフェース）と呼ばれる、顔が丸顔になる副作用などもあります。

また、ステロイドホルモンを長期間使っていて急に止めると、リバウンド（反動）や離脱症候群と呼ばれる重篤な副作用をきたすことがあります。ステロイドホルモンを減らす時や止める時には、医師と相談しながら、徐々に体をだましだまし減らしていく必要があります。

また、ステロイドホルモンは、深夜から早朝にかけて体内の副腎で分泌されるために、夜に服用すると体内の分泌が抑制され、長い間には副腎が萎縮する可能性があります。この体内の分泌を抑制しないように、ステロイドホルモンは朝に服用することが多いのです。

一般的に、人体内で1日に体が生産するステロイドホルモンの種類で換算すると約5㎎といわれています。プレドニゾロンというステロイドホルモンの中でも中間的な作用時間と作用強度を持つために、世界中で基本的なステロイドホルモンになっています。ステロイドホルモンは、作用の強さが種類によってかなり異なるため、使用量の混乱を防ぐためにプレドニゾロンに換算した分量を用いて、世界共通の尺度にしています。なお、整形外科領域の病気では、関節リウマチやリウマチ性多発筋痛症や強度の神経痛などにステロイドホルモンが使用されます。

ステロイドホルモンは、たしかに副作用もあり、急に止めると危険でもあることから、適応と使い方、用量、減量の方法に医師の知識と経験が必要ですが、上手に使えば魔法の薬とまで行かなくても、なくてはならない、そして有力な薬剤です。

しかし、ステロイドを忌み嫌う医師も少数います。マスコミや知人のあやふやな情報に左右されずに、主治医にステロイドを使う理由と使い方、止め方、副作用を相談して、使うときにはしっかりと勝手に止めないようにして、使って下さい。

Q132 骨粗しょう症の薬がいっぱいあってよく分かりません、どう見分ければよいでしょうか？

高齢化社会の到来とともに骨粗しょう症という病気が「骨が弱くなり折れやすくなる病気」として一般の方々にも認識されるようになってきました。正式には「低骨量と骨の微細構造の劣化が特徴的で、その結果骨の脆弱性が増加し、骨折しやすい疾患」と定義されます。２０１３年度の厚労省の「国民生活基礎調査」によれば、骨粗しょう症および骨折がわが国の寝たきりの原因の第４位を占めています。現在、わが国では１３００万人近い方が骨粗しょう症に罹患していると推定されています。骨粗しょう症により骨折を生じると、予後も悪くなりますが、何より日常生活の動作や生活の質が著しく低下し、さらに医療経済的にも社会に対する負担が増加することになります。

この骨粗しょう症に対して、さまざまな薬剤が開発されてきました。とくに最近は種類や使い方が増えてどれを使えばよいのか医師も患者さんも迷います。以前は骨の原料となるカルシウム製剤とカルシウムの腸管からの吸収を促進するビタミンＤが使われていました。現在でも栄養素としてのカルシウムとビタミンＤは重要です。しかしこれらに骨折を予防する効果がないことがわかり、さらなる薬が開発されました。現在の骨粗しょう症の薬剤の第一選択薬はビスフォスフォネートという種類の薬剤です。骨は常に作られるのと溶けるのとが繰り返されています。その溶けるのを強力に防ぐのがビスフォスフォネートという種類の薬です。ビスフォスフォネートによく似て、骨が溶けるのを防ぐ6ヶ月に1度皮下注射するプラリアというタイプの薬もあります。これらの薬は骨を強くして骨折を予防する効果はほとんど同じです。どれを使うかは患者さんのライフスタイルで決めればよいと思います。ビスフォスフォネートと顎骨壊死《がっこつえし》という歯科の副作用に関しては次項で説明します。

これに対して、サームとよばれる女性ホルモンに似た働きで、女性ホルモンが骨のカルシウムを保つ働きと同じ効果の薬剤があります。サームが骨を強くして骨折を予防する効果はビスフォスフォネートの約60％くらいといわれています。ビスフォスフォネートが使えない場合などに使われます。

今まで説明してきた骨粗しょう症の薬は骨が溶けるのを防ぐタイプの薬でした。骨粗しょう症には2つのタイプがあり、高回転型といって骨を作るのも活発ですが、溶けるのがもっと活発で骨粗しょう症になるタイプと、骨を作るのがもともと少なく、溶けるのも少ないのですが、作るより多く溶けるタイプの低回転型があります。ビスフォスフォネートは高回転型の骨粗しょう症ならば溶けるのを防ぐので骨の貯金が増えやすくなりますが、低回転型ならもともと骨ができにくいので溶けるのを防いでもなかなか骨が強くなりません。これに対して数年前から、テリパラチドという骨を作る働きの注射薬が国内で2種類使えるようになりました。商品名はテリボンとフォルテオですが、これらは骨折がすでにある人にはかなり有効です。さらなる骨折を防ぎ、患者さん自身が微細骨折による腰痛がなくなり、その良さが実感されています。

Q 133 骨粗しょう症の薬を飲んでいると治療ができないと歯科クリニックで言われました。どうすればよいでしょうか？

骨粗しょう症でビスフォスフォネートという種類の薬を服用している、あるいは注射している患者さんに、まれに顎《あご》の骨が壊死《えし》する病気が生じることがあります。顎骨壊死《がっこつえし》が生じる仕組みはよく分かっていません。顎骨だけに壊死が起こる理由として、口腔内に細菌が多いため感染が影響していることがあげられます。抜歯やインプラントで骨を削る場合に起こることがあり、普通の歯科治療ではほとんど生じません。このため、日本骨代謝学会、日本骨粗しょう症学会、日本歯科放射線学会、日本歯周病学会、日本口腔外科学会、日本臨床口腔病理学会の6つの学会が集まって、情報と対策の共有化をはかり、2012年に顎骨壊死検討委員会ポジションペーパーが発行されました。そして2016年8月には改訂版が発行されています。

この改訂版によれば、ビスフォスフォネートの経口薬を服用している患者さんに顎骨壊死が起こる発生率は10万人あたり1・04～1・69人、静脈注射で10万人あたり0～90人、プラリアでは10万人あたり0～30・2人となっています。これらの薬剤の投与を受けつつ抜歯やインプラント処置を受ける場合に、薬剤の投与を続けるか休むかについてまとめると次のようになります。

①薬を休薬して顎骨壊死を予防できるか否かは不明である。

②日本骨粗しょう症学会が行った調査では、骨粗しょう症患者においてビスフォスフォネートを

予防的に休薬しても顎骨壊死の減少は認められなかった。
③ビスフォスフォネートの休薬により骨粗しょう症患者での症状悪化、骨密度低下および骨折の発生が増加する。
④発生頻度に基づいた場合に顎骨壊死発生のリスク（危険）よりも骨折予防のベネフィット（有益な効果）がまさっている。
⑤顎骨壊死発生は感染が引き金となっており、歯科治療前に感染予防を十分に行えば顎骨壊死は減少するとの結果が示されている。
⑥米国歯科医師会は、骨粗しょう症患者における顎骨壊死の発生頻度は最大に見積もっても０・１％程度であり、ビスフォスフォネート薬による骨折予防のベネフィット（有益な効果）は、顎骨壊死発生リスクを上回っており、またビスフォスフォネート薬の休薬は顎骨壊死発生リスクを減少させる可能性は少なく、むしろ骨折リスクを高め負の効果をもたらすとの見解を示している。

以上がまとめの抜粋です。しかし別のグループはビスフォスフォネートによる治療を4年以上受けている場合には、抜歯やインプラントなどの侵襲的歯科治療を行う際に、２ヶ月前後薬の使用を休むことを提唱しています。

２０１２年と２０１６年のポジションペーパーを比較すると、骨折の危険性を考えれば薬の使用を休まない方が得策という結論になっています。米国では休薬しないようです。しかし一度顎骨壊死が起こると治りにくいので、歯科と医科の連携が大切です。

Q134 薬をあまり出さない医師は名医でいっぱい出す医師は藪医者だと聞きましたが……。

確かに、同じ病気に対してより少ない薬で病気を治せる医師がいれば名医だと言えます。問題は実際に治せているかどうかです。薬を出さなくて治らないより、出して治ればその医師の方が名医です。ただ、一概にはどちらが名医とは言えないと思います。

ちなみに私は整形外科医としては薬をたくさん出す方です。私は薬が効くと信じているので、必要と思えば自分でもたくさん薬を飲みます。59歳で、忙しい外来診療を行い、いろいろな役をこなし、講演や執筆をしている私を見て、周囲の医師仲間も患者さんも友人も元気だと言ってくれます。その一つの理由には、適切に薬を服用し続ける、あるいは風邪などで薬を一時的にきちっと服用することもあると考えています。私は体が強い方ではなく、下痢もするし風邪もよく引きます。でも医師になってから仕事を休んだのは脳梗塞で入院したときと腰の手術を受けたとき以外ありません。そのようなわけで私は患者さんにも効くと思えば薬を何種類か処方します。もちろん必要がなければ体操だけ、湿布だけの場合も多々あります。薬を多く処方するか少なく処方するかの傾向はそれぞれの医師の考え方にもよります。

また、薬に頼りたくない、できれば飲みたくないという患者さんがいれば、薬を飲んで早く治りたいという考え方、性格の人もいます。薬が多いかどうかの判断は、患者さんそれぞれの感覚に左右されるところもあるはずです。

Q135 友だちがクリニックでもらっている薬がよく効くといって、私にもくれましたが、飲んでも大丈夫でしょうか？　湿布もときどきもらいます。

医師はそれぞれの患者さんを診断し、病気に応じて、また体の状態や性格なども加味して治療し、処方して投薬します。患者さんの家族や友人がその薬を服用するとはまったく想定していません。胃腸薬くらいならどの人が使ってもさほど問題はないかもしれませんが、多くの薬は、投与回数や量に医師のさじ加減も加わっています。

医師は患者さんの体や性格や気分も考慮して治療をしています。それ故、違う人の薬をもらって服用することは、副作用などの危険も伴います。自ら受診して医師の診断を受けてから自分用の薬をもらって下さい。また医師から処方される薬はその人の健康保険でその人個人の病気やケガのために国や自治体などから補填されます。すべての人は自身の保険証を使って治療や投薬を受けるべきです。

湿布も同じことです。家族や友だちにもらった湿布を貼ることは日常的に行われているようですが、よいことではありません。とくに光線過敏症のアレルギーがたまにケトプロフェンという薬剤が入った湿布で起こりますが、自分にアレルギーがあることを知らずにもらった湿布で光線過敏症をおこすことがあるそうです。保険によって個人に処方された湿布の横流しが横行しているためもあり、保険適用の湿布の処方枚数が厳しく制限されつつあるのだと思います。

Q136 医院でもらった薬を落としたのですが、もう一度出してもらえますか？

ときどき患者さんが、もらった薬を落としたかどこかになくしたので、もう一度もらえませんか、と聞いてきます。普通は一度処方してもらった薬の再処方はできません。日本人の多くは日本の国民皆保険制度の奇跡的な素晴らしさとありがたさに気づかないまま医療を受けていると思います。日本人に限らず、海外からの留学生であっても、国民健康保険に入って保険料を支払えば、まったく同じ内容の治療を受けられます。おまけに自分の支払う医療費はゼロの人から最大30％です。つまり70～100％もの医療費が自身の保険料に加えて国や行政、健保組合などから補填されているのです。手術を受ける場合でも健康保険で支払い、高額になれば高額医療制度で一定の額以上を保険が支払ってくれます。世界中を見渡しても、このような国はごく一部のオイルマネーによる金満国以外はあり得ません。

しかし、日本は高齢化が進み、国民全体の医療費が年々ものすごい勢いで増えています。国家予算のかなりを医療や介護が占めています。超高齢化社会において、このような幸せな状態が続けられるとはとても思えません。それゆえ、保険による処方なども厳しくチェックされています。同じ薬を2回保険でもらうことはできないのです。患者さんにはいつも、もらった薬は現金と同じでなくしたらいけませんよ、と説明しています。あくまで自己責任で薬を大事に管理保管して下さい。湿布を薬局で買うと分かるはずですが、薬は本来かなり高価なものです。

Q137 湿布はどこに貼ればよいでしょうか？　1日1枚？　それとも2枚？　それと、湿布と塗り薬の使い分けはどうすればよいでしょうか？

薄いテープ状の貼り薬をテープ剤、少し分厚いものをパップ剤といい、両方を合わせて貼付剤《ちょうふざい》といいますが、ここではまとめて「湿布」と呼びます。

ときどき外来で「湿布を処方しますね」と説明すると、「どこに貼ればよいのですか？」と聞く患者さんがいます。確かに最近は胸などに貼って使う薬剤が増えていて、これらは全身に拡散して効果がありますが、鎮痛薬の湿布は貼った下の部分に効果があるので、痛い部位に貼ります。

また、1日1枚貼るタイプと2枚貼るタイプの湿布があります。1日1枚タイプならば24時間貼り続けるのが原則ですが、最後は効き目が少なくなり、皮膚もかぶれやすくなるので、たとえば12時間くらいではがすのがよいと思います。1日2枚タイプならば、1枚を12時間貼るのですが、この場合もかぶれなどの問題から6～8時間ではがす方がよいでしょう。

湿布やクリーム、ゲル、スティック、スプレーなどを合わせて外用薬といいますが、鎮痛薬の湿布とクリームは、交互に使う、湿布を貼りにくい、あるいは、はがれやすい部位にクリームを塗るのがよい方法です。２０１６年4月から保険で処方できる湿布の枚数が制限されました。以前から国の財政事情で、外用薬を保険の適用外にする話が出ています。今はなんとか1ヶ月で70枚以下なら保険が適用されますので、それを続けるためにも、無駄なく大事に使って下さい。

リハビリに関する質問や疑問

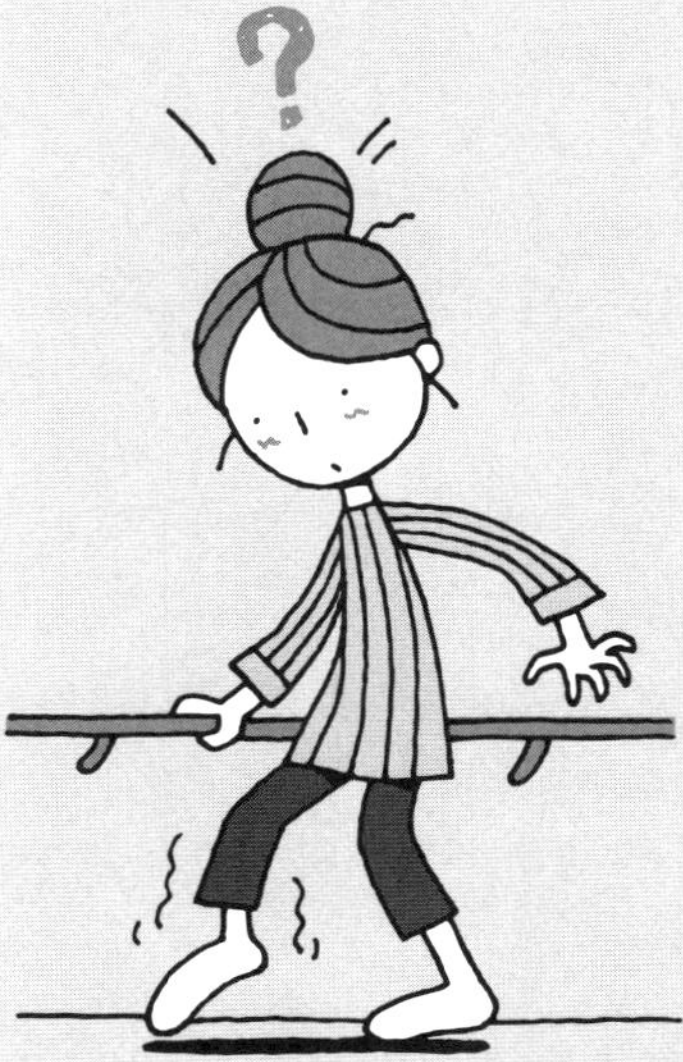

Q138 リハビリ、リハビリテーションとはどのような意味ですか？

一般的な日本語訳のない「リハビリテーション」、略して「リハビリ」ですが、本来リハビリとは、障害の生じた機能を回復するだけではなく、精神的にも社会的にも最も適した機能水準を達成する、つまり全人格的に回復することを目標とする奥の深い分野なのです。ここでは、整形外科の外来で必要な、リハビリの特に運動療法について少し説明をします。

骨折や捻挫などのケガをするとケガの種類や程度に応じてしばらく安静にします。しかし安静を長く続けると関節や筋肉が硬くなります。適切な時期に少しずつ関節や筋肉を動かしてほぐしていく運動療法、つまり「リハビリ」がとても大切なのです。骨折の手術を受けた後にのんびりして手指を動かさないために、何ヶ月経っても指が動きにくい患者さんがしばしばいます。ある時期から少しずつアップして途中からはどんどんリハビリをアップしていくことが大切なのです。これがリハビリにおける運動療法のひとつです。肘関節が固くなった場合のリハビリはなかなか難しいものですが、1日に、たとえば曲げる角度が2度改善され、寝ている間に1度元に戻るとすれば、30日後には30度曲がるようになる計算です。リハビリは退屈でつらいものですが、毎日着実に行えばきっとよくなると、希望を持って頑張ってください。苦手な算数であっても、苦しさを我慢して少しずつ勉強すれば、いつか解けるようになるのと同じです。

とにかく、苦手な方向、痛い方向にゆっくりと動かすことが、リハビリにはとても大切です。

Q139 整形外科クリニックに受診してリハビリを指示され、牽引、ホットパック、低周波治療を受けに通院していますが、リハビリってこのようなものなのでしょうか？

リハビリの一つに温めることは大切です。２０１２年に日本整形外科学会と腰痛学会が編集して発刊された「腰痛診療ガイドライン」でも腰痛に対して温めることは効果があるとされています。関節、筋肉の炎症やケガに対して最初は冷やすことがよくても、数日後からは温めることが大切です。温めながら、あるいは温めた後で、ゆっくり傷んだ関節や筋肉を伸ばしたり縮めたり運動療法をします。温めながら動かしていくことが大切です。温めることがよいといっても温めるだけでは気持ちがよいだけで冷えれば元に戻ります。温めることで関節や筋肉がほぐれ柔らかくなったときこそ硬くなった関節や筋肉を柔軟に戻すためにゆっくりと動かしていく必要があるのです。温めて動かす、そう覚えて下さい。

腰痛に対する有名な治療法に牽引療法があります。何十年も整形外科や整骨院で行われてきた治療法ですが、実際には一度飛び出したヘルニアが元に戻ることはなく、少し盛り上がった椎間板の圧力を減らす程度の効果しかありません。近年のいろいろなガイドラインでも牽引は腰痛に無効、あるいは効果は不明とされています。低周波に関しても効果の有無は不明だと思われます。科学的な証拠がまだありません。私のクリニックでは腰椎牽引はしませんが、ホットパックや低周波は行っています。低周波で筋肉がほぐれる効果があると考えているからです。

Q140 五十肩といわれ、体操するように指導されましたが、動かすと痛いのです。どうすればよいでしょうか？

五十肩の患者さんに、痛い方向へ肩を動かす体操をしてくださいと説明すると、「痛いのに動かしてもよいのですか」とよく聞かれます。たしかに痛い方向へ動かすのは不安ですが、かといってそのまま動かしやすい方向だけに動かしていると、いつまでも痛い方に動かせないままになります。無理は逆効果ですが、痛い方向、苦手な方向に動かせば、1週間あるいは1ヶ月後には動かすことができるようになります。これがリハビリにおける運動療法のひとつです。たとえば、肩の筋肉や靱帯《じんたい》がこわばって動きが悪い状態を凍結肩《とうけつがた》（フローズンショルダー）とも言いますが、1日に曲げる角度が2度改善され、寝ている間に1度元に戻れば、計算上、30日後には30度曲がるようになります。苦手な方向、痛い方向に動かすことがリハビリにとってはとても大切です。

また、「体操しましょう」と患者さんに言うと、「仕事をしていますから大丈夫です」と答えることがあります。体操や運動療法は、仕事とは異なります。リハビリにおける体操や運動療法は、硬くなった関節や筋肉をゆっくり動かして、動く角度を増やしていったり、筋力を徐々に強くしていったりするポジティブなものです。これに対して仕事は、関節や筋肉を働かせて、結果的には疲労したり炎症をおこします。たとえば五十肩は、仕事での使いすぎが原因で生じることも多いのですが、五十肩に対する体操や運動療法は、逆に五十肩を治すためのものなのです。

Q 141 リハビリには旬があると聞きましたが、本当でしょうか？

骨折でギプス固定したり手術を受けたりした後に、リハビリを開始します。たとえば手首の骨折なら手首の関節はしばらく動かせませんが、指は動かせるのでどんどん動かしていきます。私のクリニックでも橈骨《とうこつ》遠《えん》位《い》端骨折《たんこっせつ》といって、転んで手を地面について骨折した患者さんがよく来院します。骨折を整復してギプスを巻くのですが、さすがに骨折した当日は痛みと精神的なショックなどで安静にしてもらいますが、骨折翌日から手指のグーパーのリハビリを開始してもらいます。骨折の内出血による腫れは１～２日後にピークに達するので、最初はほんの少しの運動から始めます。１週間後にギプスをまき直した後はたとえば１回に１００回、１日３回で合計３００回指のグーパーをしてもらいます。

指なら１秒間に１回グーパーできるので１００回なら２分くらいで終わります。手首は固定しているので骨折がある程度癒合してギプスを外してからリハビリを開始しますが、指は固定する必要がないのでできるだけ早めにリハビリを開始しどんどんアップしていきます。患者さんは指を動かすと骨折部にひびくので痛がりますが、叱咤激励してグーパーグーパーしてもらいます。手首の骨折がある程度癒合してギプスを外した後は手首の曲げ伸ばしも始め、ゆっくりだんだん角度を大きくして動かしてもらいます。高齢の患者さんは、初めから理学療法士にリハビリを手伝ってもらいながらできるだけ早くリハビリを開始します。そのほうが、回復が早いからです。

高齢者が転んで手をついた場合にもう一つ多い骨折に腕の付け根、上腕骨の頚部《けいぶ》骨折があります。手術を必要とする場合もありますが、手術しないで治ることも多い骨折です。骨折の原則は折れた骨の両側の関節を固定することですが、この骨折は特殊で、肩関節を固定しません。腕をぶら下げて腕の重みで骨折部の整復牽引をしながら、ぶらぶら腕を動かしながら骨折癒合を促進させます。骨折部を固定しないで動かすことは怖いかもしれませんが、骨折後1週間以内の早期から動かします。ひねる動作だけは禁止して前後にゆっくり振り子のように振る体操から開始します。X線で骨癒合を確認しながら少しずつ肩が動く範囲を理学療法士にアップしてもらいます。そうすれば早い人で2ヶ月半、遅い人でも3ヶ月半位で手が天井まで上がるようになります。ほとんどの病院ではこの骨折を骨折後1ヶ月くらい動かさずに固定していますが、その後リハビリを開始すればはるかにリハビリに時間がかかり、角度が回復しないままになってしまいます。

指の骨折もいつまで固定していつからリハビリを開始するのか判断が難しいのですが、あまり固定を長くしすぎると完全に指が伸びず、また手のひらに指先がつかないまま不自由な手になってしまうことがあります。患者さんに1週間に1度診察する度に「どんどん指を動かして下さい。もう骨折はズレないので心配ないから頑張って動かして下さいね」と説明しても苦笑いするだけでなかなか動かさない人がいます。その患者さんには「リハビリには旬があって、今やらないと、来年にはじめても固まってしまって動きませんよ」と叱咤激励して指のグーパーグーパーを頑張ってもらいます。時にはスパルタも必要です。

Q142 手のしびれで首の牽引に通って薬も飲んでいますが、一向に手のしびれが治りません。

手のしびれならば、原因を見極めた診断が最も大切です。患者さんの方でも、手のあるいは前腕のどの部分がしびれるのか、手のひら側か手の甲側か、親指側か小指側か、ずっとしびれているのか何かの動作でしびれるのか、そのような詳しい症状を医師に伝えると診断が正確に行いやすくなります。手のしびれを生じる病気には脳の障害、あるいは頚椎《けいつい》、肘、手関節などの部位で神経が締め付けられることなど様々です。

女性はしばしば筋肉痛が筋肉に沿って放散する痛みをしびれと表現するので注意が必要です。患者さんが実は、筋肉と腱の痛みが肘から前腕にかけて生じるテニス肘、医学的には上腕骨外上顆炎の場合がよくあるからです。

脳出血や脳梗塞で手がしびれる場合は、私も経験者ですが、腕全体にしびれが来ることが多く、また顔面のしびれや視野の障害、ろれつが回らないなど、頭部の症状を伴うことがほとんどです。しかし手だけの神経マヒもあり得るので、神経内科か脳外科で検査を受けて下さい。

頚椎椎間板ヘルニアや変形性頚椎症で腕の神経の痛みとしびれが生じる場合には牽引と神経痛の薬で多くは改善するはずです。腰椎の牽引はほとんど効果がありませんが、頚椎は周囲に筋肉などが少ないために牽引は効果があります。たとえ10分でも牽引して頚神経根（頚髄から腕に行く神経の枝）の圧迫が少なくなれば10分間に血流も改善して生き返ります。さらに非ステロイド系消炎鎮痛薬やビタミンＢ12、リリカなどの神経痛の薬を服用すれば、徐々に神経痛は改善されるはずです。頚椎の神経痛が楽になるには４〜６週間かかることもしばしばなのですぐには改善しないこともあります。そして痛みは軽くなってもしびれがなかなか引かないことがあります。しびれは慣れることも大事で時間をかけて治すつもりでいて下さい。

手のしびれは肘の部分で小指や薬指にしびれをきたす肘部管症候群《ちゅうぶかんしょうこうぐん》や親指、人差し指、中指、薬指の半分まで手のひら側がしびれる手根管症候群《しゅこんかんしょうこうぐん》も原因になります。とくに手根管症候群は中年以降の女性に多く、また妊娠中や産後の女性にもなりやすいよくある病気です。

手根管症候群なのに頚椎性の神経痛と診断されて頚椎の牽引の治療を受けてまったく治らないことや、先ほど述べた、上腕骨外上顆炎で患者さんが筋肉痛をしびれと訴えたために頚椎の牽引をして治らない例など、さまざまなことがあります。

頚椎が原因の手のしびれならば、たいていは首を反らして上を見ると嫌な痛み、芯が痛いような痛みやしびれが肩甲骨や肩、肘、手のどこかにひびきます。反対に首を下へ曲げた方が痛みを生じる場合もあります。なにがしか首の姿勢、動きに痛みやしびれが関連しています。肘部管症候群や手根管症候群ならば肘の格好や手首の動作で痛みやしびれが悪くなったりよくなったりします。手のしびれで頚椎牽引をしてもらい、薬をもらっても改善しないときは、自分で症状をよく考えて、どの部分に痛みとしびれがあるか、どのようなときに症状が出るかを確認してから、主治医の先生にもう一度相談して下さい。頚椎のＭＲＩ検査を行うこともよいでしょう。

注射に関する質問や疑問

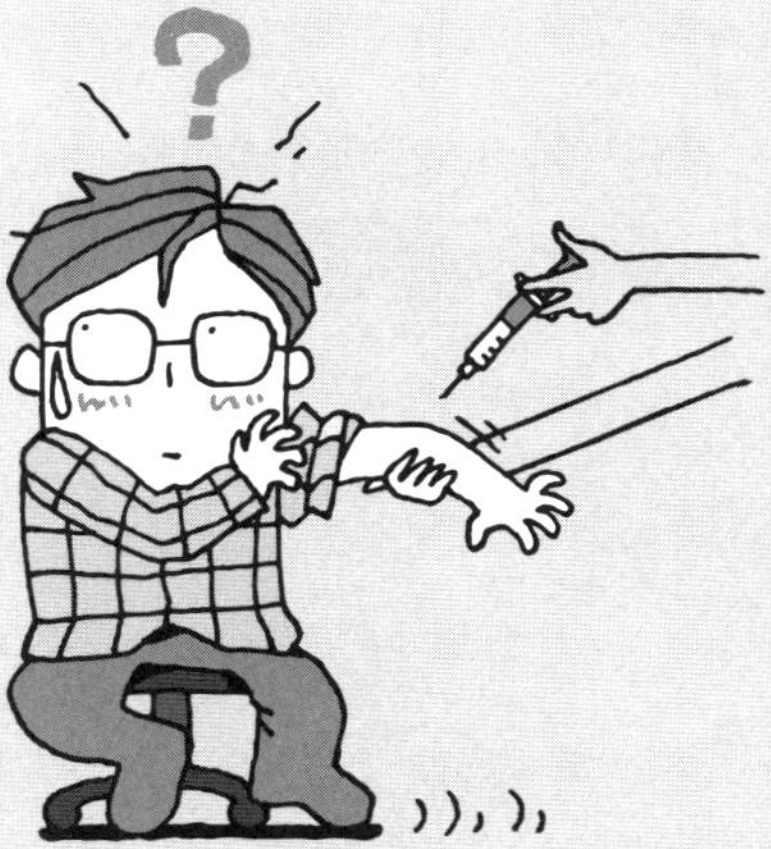

Q143 変形性膝関節症の治療にヒアルロン酸の関節内注射は効果があるのでしょうか？

変形性膝関節症や肩関節周囲炎、いわゆる五十肩の治療にしばしば用いられる注射薬にヒアルロン酸があります。もともと皮膚、目、関節軟骨や関節液に含まれる成分で、とてもねばりのある無色透明の液状の薬剤です。「関節軟骨の表面を保護して炎症も鎮める」「関節の潤滑剤として働く」「関節軟骨の栄養になる」などの効果があります。これを膝関節や肩関節に、普通は、週1回5週間ほど注入し、それ以後は2週以上間隔をあけて続けることもあります。6回目から間隔が2週間以上になるのは、高い薬なので保険上の制約があるためです。

膝関節などで痛みがほとんどなくなれば、一度ヒアルロン酸の関節内注射を中断しても大丈夫です。しかし痛みがある場合は、やはりヒアルロン酸の関節内注射は回数を減らしてでも続けた方が効果を期待できます。古くなりつつある車のエンジンオイルの交換をしなくて状態がよくなることはなく、こまめにオイル交換する方がエンジンを長持ちさせることができるのと同じです。

米国の整形外科学会が数年前に変形性膝関節症に対してヒアルロン酸の関節内注射は無効である、と公表したことがありました。米国では医療費が高く通院での治療が困難で、重症になってからようやく病院を受診するために、すでにヒアルロン酸の関節内注射では対応できないくらいに変形が高度になっているからだと日本の整形外科医は考えています。ヒアルロン酸の関節内注射は効果があります。

Q144 膝関節が痛くて水がたまり、定期的に整形外科クリニックでステロイドホルモンの関節内注射をしてもらっていますが、大丈夫でしょうか?

ステロイドホルモンはその抗炎症作用が強力なため、様々な部位に注射薬として用いられます。腱鞘炎や関節炎などには高い効果がありますが、副作用として、腱や関節軟骨が弱くなることもあります。それゆえ、使うタイミングと回数の制限などを上手に工夫する必要があるのです。

変形性関節症で炎症や痛みが強いときに、ステロイドホルモンの関節内注射は回数を制限すれば有効です。さらに、ステロイドホルモンの作用を長く持たせるため、結晶化したステロイドホルモンが使われることがあります。一番効果的なのはケナコルトAという懸濁性ステロイドホルモンで、膝関節に水がたまり続けるときにも1~2回この薬を関節内注射すれば、水がたまらなくなることがあります。しかしステロイドホルモンは、関節内に使いすぎると、かえって軟骨が傷むので、回数を制限して2回打つときは2~3ヶ月間隔をあける必要があります。

ヒアルロン酸の関節内注射は効果があると考える整形外科医が多いのですが、ヒアルロン酸がねっとりしているために滑膜や筋肉に漏れると患者さんが痛がります。このためにヒアルロン酸を使わず、ステロイドホルモンだけを関節内に注射する医師もいます。しかし、ステロイドホルモンは効果は大ですが、何回も連続して使うべき注射薬ではありません。何度もステロイドホルモンを関節内に注射する医師には、注射はもう要らないと、伝えればよいと思います。

Q145 注射をした後が痛んだり、しびれたり、内出血した場合はどうすればよいでしょうか？

注射は針で皮膚、皮下組織、筋肉などをつらぬくために、どうしてもわずかですが組織の損傷を生じます。医学的には侵襲的といいます。採血や静脈注射、点滴をする場合には皮膚も皮下組織も血管も刺す必要があります。筋肉注射でも関節内注射でもやはり組織を刺して少しは傷がつきます。手術ならば皮膚も筋肉も何センチも何十センチも切るのですが、注射針は太い18Gという針でも直径は1・2㎜、23G針ならば直径は0・6㎜ほどです。しかし、組織をその細い針でもつらぬけば、神経に当たったり、血管を貫いたりする可能性は常にあります。皮下には神経線維がまばらに分布しているので針を刺しても痛いときと痛くないときがあります。たまたま皮下の静脈をつらぬくと皮下出血を起こすこともあります。医師や看護師は注射をすると危険な部位はもちろん知って注射しています。しかし、皮膚の下のどこに細い神経が走っているか、静脈が走っているか、見えないし分かりません。

人の体は個体差が大きいのでまれに重要な太い神経や動脈が浅い部分を通っていることもあります。つまり、注射をすればある程度の確率で神経線維や血管をつらぬくことがあるのです。たいていはびりっとした痛みかしびれや、多少の内出血で済むのですが、まれに神経痛が残ることや、かなりの量の出血を起こすこともあります。もっとまれに次項で説明する感染も起こし得るので、注射をしたときに何か異常があれば、遠慮なく看護師か医師にお伝え下さい。ほとんどは問題なく治まります。

Q146 関節内注射の後、風呂やシャワーはどのくらい我慢すればよいのでしょうか?

関節軟骨には血管がなく、主に血液から運ばれる白血球などの感染を防ぐ細胞に乏しい部位なので、関節は感染に弱い組織です。また一度感染するとなかなか治りにくく後遺症を残すこともあります。関節内注射後の感染の原因はほとんどが注射液を用意するときの汚染か皮膚の消毒の不足ですが、注射後にすぐに風呂に入ると針穴から細菌が侵入する可能性があるために風呂を何時間制限するかに関してはさまざまな議論があります。皮下や筋肉がすぐに閉じるので、注射後にすぐに風呂に入ってもよいという医師も、数時間禁止という医師や12時間以上禁止という医師もいます。シャワーならば水圧がかからないので安全と思うかもしれませんが、患者さんによっては、皮膚も皮下組織も筋肉も薄くて、感染の危険性が無視できません。太い針で関節液を抜いたときは、その後しばらく残った関節液が外へ流れ出ていることがあり、すぐに風呂に入ってもよいとは怖くてとてもいえません。患者さんの状態で風呂の制限を変えることも困難です。

私は開業してから、患者さんの膝関節内注射後に感染を起こした経験があります(Q147項参照)。それゆえ、私としては慎重に対応しています。関節内注射の場合は12時間、関節液を抜く場合は、太い針を使うので約24時間風呂に入らないように説明しています。感染は何万回か注射をすれば起こりえる不可避の事故とはいえ、一度起こると患者さんの不利益は大きいので、医師も患者さんも十二分に注意をすべきだと思います。

Q147 関節内注射をして数日後に関節が熱を持って腫れて痛んできたのですが……。

関節内注射は直接薬剤を関節に注入できて効果が早くよく効くために、大変有効な治療法です。関節液の性状を調べて関節リウマチ、痛風や偽痛風の判別にも役立ちます。しかし、副作用もあります。最も重大なものは注射による医原性化膿性関節炎です。注射によっては、細菌が関節に入ってしまうこともあるのです。医学の歴史は感染症との戦いでした。しかし残念ながら、消毒法や抗菌薬の発明の進歩はめざましくても細菌やウイルスの感染を完全に抑えることはできません。細菌やウイルスもどんどん進化しているのです。手術で感染を生じることをsurgical site infection（手術部位感染）とよび、外科の世界では手術の成績や生命予後にかかわる大問題です。これだけ医学が進歩した現在でも、外科医が感染防止にいくら努力しても手術後の感染率は0・1％くらいから15％くらいまでと、手術の種類にもよりますが、かなりの頻度で感染が生じています。

関節の感染がなぜ怖いかという理由は関節軟骨には血管が少なく、関節の内側を裏打ちしている滑膜から分泌された関節液から栄養や酸素をもらうという特殊な構造によります。つまり関節には血液に含まれる白血球という、細菌をやっつける細胞が他の組織より極端に乏しいのです。また、血管が少ないために感染を生じて点滴などで抗菌薬を静脈に入れてもやはり抗菌薬が関節には届きにくいのです。そのため一度関節が感染するとなかなか治療に難渋し、関節が動かなくなったり、重症になれば命にかかわることもあり得るのです。人工関節手術の時にクリーンルームという空気中の細菌をフィルターで濾過する特殊な部屋で手術を行い、手術スタッフが宇宙服のように特殊な装置をつけて呼気をフィルターで濾過するのも、人工関節手術が一度感染すると大変なことになるためです。そのために、関節内注射に際しては消毒を念入りにします。糖尿病の方は感染に弱いので特に注意が必要です。抗ガン剤や免疫抑制剤を使っている方も感染しやすいので注意します。肌が荒れている、毛嚢炎《もうのうえん》がある人も感染しやすくなります。感染する確率は大変低いので整形外科クリニックなどで関節内注射を受けるときにさほど神経質にはならなくてもよいのですが、医師や注射を用意するスタッフは細心の注意をする必要があります。注射の液と針を用意するときや注射の時に手のひらの皮膚の破片や唾から感染することがあります。

私は開業して16年半で26万回以上の関節内注射を行い、注射による感染を5回生じました。感染率は約5万2000回に1回です。世界の文献でも関節内注射後の感染率は3000回から5万回に1回となっています。私はその経験を元に2015年の『日本臨床整形外科学会雑誌』に「22万回の関節内注射後の感染率とその対応」「22万回の関節内注射後の感染率とその対応―新たな調査にもとづく回答―」(『日本臨床整形外科学会雑誌』107, p1-11, 2015/108, p153-4, 2015) と2回論文を掲載しました。感染の原因や対策はそこに詳しく書いてあります。

関節内注射後数日以内に関節が腫れて痛むときは感染の可能性があるため、できるだけ早く注射をしてもらった医師に連絡をすることが大切です。日曜日なら救急病院に行くことも考えます。早ければ早いほど治しやすいので、迷わず早急に医師に相談して下さい。

Q148

ブロック注射とトリガーポイント注射では、どこがどう違うのですか?

ブロック注射とは文字通り、神経を遮断する注射です。神経線維そのものに注射すると神経が傷むので、通常は神経の周囲に麻酔薬を注入して神経を一時的にマヒさせます。神経が麻酔薬で一時的にマヒすると、神経痛を感じなくなります。痛みは麻酔の効果がなくなれば復活しますが、多くの場合痛みが少なくなります。また神経の周囲の血管も麻酔薬により弛緩して血行がよくなり、1時間でも神経の栄養血管が広がり血流が改善すれば、神経組織が元気を取り戻せます。1つの神経をブロックする方法や、硬膜外ブロックといって神経の束に麻酔を効かせ広い範囲で神経を一時的にマヒさせる方法などがあります。私は5年ほど前から、外来の多忙とリリカなどのすぐれた神経障害性疼痛《とうつう》の薬剤が出現したことから、硬膜外ブロックを自分ではしていません。そのため、硬膜外ブロックが必要なほど痛みの強い患者さんは、別の病院に紹介しています。

筋肉がこわばって硬い部分ができ、その部分を押さえると痛く、周囲に痛みを放散するような部位をトリガーポイント（引き金の部位）といいます。その部分に麻酔薬や痛み止めの薬剤を注射する方法をトリガーポイント注射といいます。こわばった筋肉を緩め、血行をよくして周囲に放散する痛みを抑える効果があります。

神経ブロックや硬膜外ブロックは神経痛に行われ、トリガーポイント注射は筋肉痛に関連した痛みに行われます。使い分ければどちらも素晴らしい治療法です。

装具や杖に
関する
質問や疑問

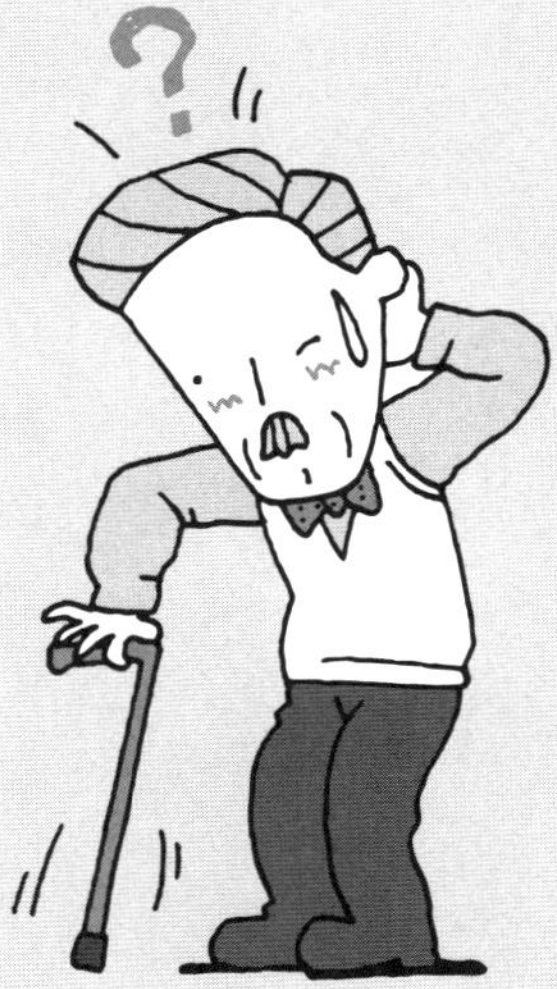

Q149 装具をつけるようにいわれましたが、面倒だし暑いのでつけたくありません。

装具には腰につけるコルセットや、肘や手首、手指を固定する装具、膝や足首を固定する装具、マヒした足を歩きやすくする靴型の装具などさまざまなものがあります。いずれも体幹や手足に痛みやマヒがある場合に補助的に用いられます。脳梗塞などで手や足に治らないマヒがある場合は装具をつけることで日常生活が便利になります。骨折や捻挫などで装具をつける場合は治るにしたがって装具をつける時間を減らしていきます。装具をつけ続けると筋肉が弱ってしまうからです。ギプスとは異なり装具はつけたり外したりできます。これはシャワーや風呂には入れるように、皮膚の清潔を保てるように、あるいは着けている時間を徐々に少なくして自分の体で支えられるように回復させるためにも使われます。体重がかかるので様々な障害が起こりやすい足には、靴底にいれるインソール、アーチサポート、足底板といわれる装具が効果的です。

医師が装具を進める場合にはそれだけの医学的メリットがあるはずなので、装具をつける利点をよく主治医に聞いて判断して下さい。装具の種類も、簡単で安いものから義肢装具士という専門家が採型や採寸して作る高級で高価なものまでいろいろあります。私は数年前に腰椎の手術を受け、術後5ヶ月間は硬性コルセットを腰に装着して過ごしました。固定した骨が癒合するまでに時間がかかると分かっていたので、つけることに疑問は感じませんでした。

主治医と相談して、どうしても装具が必要ならやはり厭わずにつけた方がよいと思います。

Q150 装具は1日24時間、ずっとつけなければならないのですか？

装具にもさまざまな種類があり、病気やケガの種類も状態もいろいろです。装具はもともとギプスとは異なり、つけ外しができるようになっています。24時間固定する必要があれば医師はギプスを選びます。患者さんが勝手に外せないようにするためです。つまり装具なら、はずすこともあるという前提でつけます。装具をどの場合につけるかつけないかは、病気やケガの種類や程度によるので、装具の指示をした医師によく聞いてください。たとえば、足首の捻挫の患者さんがよく来院されますが、つけ外しのできる簡単な装具をつけてもらいます。つけ方を説明した後に、風呂に入るときや寝るとき、部屋でじっとしているときは外してもよいと説明しています。つけすぎると蒸れて肌荒れがするかもしれないので外して皮膚を休めてください、とも説明します。だいたい、その説明で1日のどのときにつけるべきでつけなくてよいか患者さんが判断できると思います。足首の骨折でも、さほど厳しく固定しなくても大丈夫そうならば取り外しのできる装具で治療することもあります。膝蓋骨骨折《しつがいこつ》でも安定型で縦割れならギプスしないで装具で治療しています。このあたりの判断は多数の手術とギプス治療をしてきた経験に裏打ちされた見極めが重要です。患者さんには「骨折がズレたら手術を紹介しますね」、と説明します。24時間ギプスをつけたままと、24時間中1時間でも外せてシャワーや風呂に入れるのとでは、我慢の度合いに天地ほどの差があるので、可能ならば装具で治療してあげたいと思っています。

Q151 杖をついたりシルバーカーを使うのは格好悪くて嫌です。

高齢で歩行がしっかりせず、転倒の危険がある場合は、杖をつくように説明します。膝や股関節に障害のある人にもお勧めしています。杖は手で持つのでそれも難しい人にはシルバーカーをお勧めします。しかし、杖やシルバーカーを使うのを格好悪いという人がしばしばいます。

地上の生物で2本の足だけで移動する動物は、人間だけだといわれています。猿でも手をついています。人間は手を自由にして、それによって字を書いたり、ものを作ったり操作したり、高等生物として進化してきました。さらに小脳を発達させて2本足で立つバランス感覚を発達させました。しかし年齢とともにバランス感覚も筋力も低下して転倒する危険性が増えます。「転ばぬ先の杖」といいますが杖をつくことによって転倒防止になるのです。杖をつくくらいでは、足にかかる体重の負担はそれほど減らないと思われるかもしれませんが、杖をついている方の手の骨密度を調べると、ついていない方の手よりも、ほとんどの人でかなり骨密度が上昇しています。この事実から、いかに杖で体重の一部を支えているかがわかります。

さらに、杖をついていると自分でもゆっくり歩くように気をつける効果があります。そして杖をついていると、周りの人が気遣ってくれる効果もあります。この数十年の間に、日本では謙譲という概念が薄れてきました。歩く時でも相手をよけない傾向にありますが、杖をつく人にぶつかってくる人は少ないと思います。「杖は魔除けになる」と患者さんに説明しています。

Q152 右足が悪い場合には杖や松葉杖はどちらの手にもつのでしょうか？　また、杖にもいろいろなタイプがあると聞きましたが……。

右足にケガをして足を地面に着けられない場合や、かばって歩く場合に、松葉杖を使うことで歩きやすくなります。1本だけ松葉杖を使うなら、基本的にはケガをした足とは逆の方の手で持ちます。ケガをした足と松葉杖の地面につくところが離れているほうが、バランスをとりやすいからです。ケガをした側に松葉杖を持つと、足と松葉杖の間隔が少なくてバランスをとりにくく、健康な足のある側へ倒れそうになります。右足が悪い場合には左手に持つ、と覚えてください。

杖にもさまざまなタイプがあります。一番ポピュラーなのはT《ティ》ケインとよばれる、持つところが英語の大文字のTになっている杖です。L字タイプもあります。最近はお洒落な模様の杖やチタン製で軽い杖、折りたたみ式や短くたためるものまでさまざまな種類が売られています。地面につく部分も3つか4つの足に分かれていて安定がよい杖もあります。さらにその4つ足の部分にヒンジが着いていて、坂道でも自由に動き、地面にぴったりついて安定する杖もあります。これなら手を離しても杖が立っていてくれます。日本では松葉杖が一般的ですが、欧米に行くと若い人も高齢の人も肘にカフがついて前腕と手の両方で支えるロフストランドクラッチをつかっている人をよく見かけます。これはTケインより安定してまた手を離しても倒れないので大変便利で、私はクリニックで杖が必要な人で若い人などにお勧めしています。

手術に関する質問や疑問

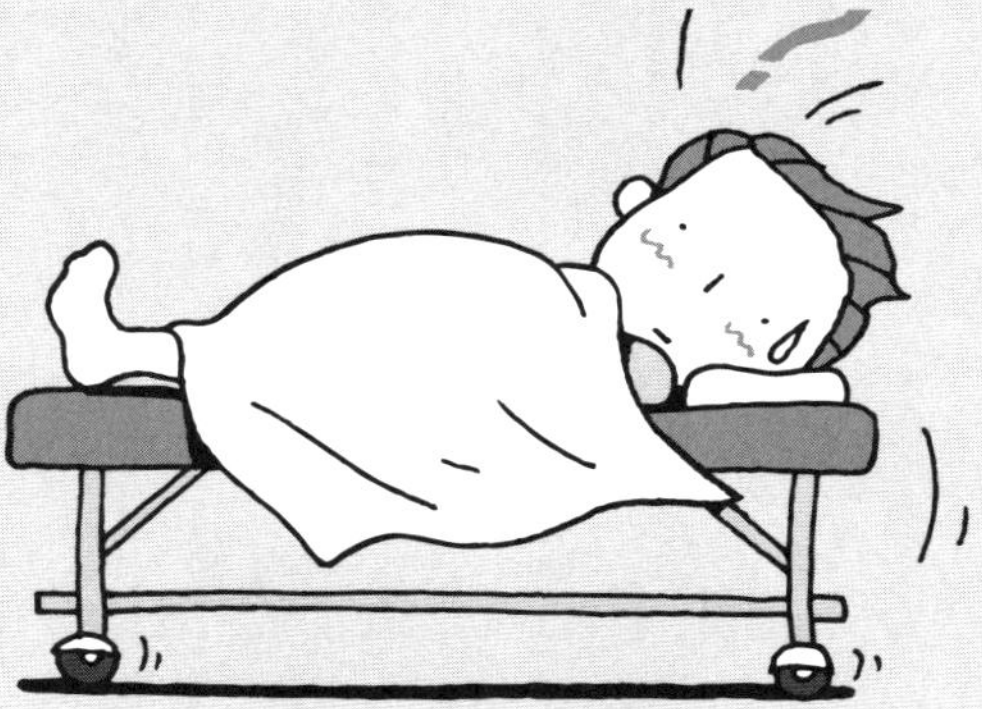

Q153 手術をしないで治療するのと手術をするのとを選ぶ判断基準があれば教えてください。

手術をしない、いわゆる保存的治療か手術療法を選ぶかはそのときどきです。保存的か手術かメリットとデメリットにさほど差がない場合は医師が患者さんに選択を任せる場合もあります。医師が手術に自信がなくて保存的治療を選ぶことも、手術がしたくて手術を勧めることもあり得ます。総合病院ならば、保存的治療でも手術でもどちらでもよい場合、手術を医師が選ぶ可能性が大になります。私は医師になって35年目ですが、開業するまでの18年間は大学院の4年を除けば勤務医として手術をたくさんしてきました。平均的な整形外科医より同じ年数ならかなりたくさん手術を経験したと思います。いろいろな手術を経験して以降、目の前の患者さんに手術をするかしないかは、かなり公平に判断するようになりましたが、若い頃は手術がしたくて、どちらでもよい場合は手術を選んでいました。もちろん、若いときにはベテラン整形外科医の指導の下に手術を行います。どの分野でも実地に修練を積んで上手になるのであり、医学だけが例外ではありません。保存的治療か手術を選ぶかは素人には分からないことなので、病院で手術を勧められたら、手術の功罪を知っている開業整形外科医にもう一度どちらがよいかをアドバイスしてもらうのも一つの方法だと思います。

医師でさえ自分自身の病気で手術を受けるか受けないか大いに悩みます。

拙著『腰痛はガンでなければ怖くない』で詳述した私の腰の手術体験を読んで手術に踏み切った腰痛持ち内科医が二人います。医師でもなかなか決断できないものです。

Q154 骨折して手術が必要と言われました。本当に手術が必要なのでしょうか？

骨折で手術が必要かどうかの判断はかなり難しいものがあります。交通事故などで骨折部が皮膚から飛び出しているようなときは患者さんも手術になるとあきらめがつきますが、そこまでひどくない骨折ならば、手術しなくても治らないかと思うはずです。

10年前ほどに、私は看護師さん用の雑誌の骨折特集で「保存的治療を選ぶとき、手術治療を選ぶとき」というような題目で論文を書いたことがあります。

私はその論文で、一番気をつけている骨折は子供の肘の骨折だと書きました。子供が転んで肘が腫れて動かないときは、上腕骨顆上骨折や上腕骨外顆骨折を生じていることがあります。この二つの骨折は見逃したり治療を誤ると変形治癒の後遺症を残すことがあり注意が必要なのです。

高齢者の骨折は、保存的治療でベッドでの安静の時間が長くなれば認知症になる恐れがあり、早く手術して早くリハビリで歩く練習を始めた方がよいことがあります。ベッド上で安静にすると認知症だけではなく、筋力の低下もかなりのスピードで進みます。宇宙空間に長期滞在する健康的な宇宙飛行士でも、無重力状態では筋力が低下するのでトレーニグをします。

毎日の外来にさまざまな骨折の患者さんが来院されます。たいていは保存的治療で治るか、手術が必要で病院に紹介するかすぐに判断できます。しかし、中には手術した方がよいかどうか悩む場合もあります。やってみなければ分からないことが人間の体には多いのです。

Q155 変形性関節症で人工関節手術を勧められましたが、手術をした方がよいのでしょうか？

整形外科には数多くの手術法があります。首から下の骨・関節・神経・筋肉を診療する科目なので病気もケガもさまざまです。それだけ手術の種類も多くなります。その中でもとりわけ近年、よく行われる手術が、人工股関節手術と人工膝関節手術です。高齢化社会になり、また肥満の人が増えることで、股関節や膝関節がすり減って変形性関節症になる人が増え、その他にも、関節リウマチなど、この二つの人工関節の手術の件数が増えています。そしてこの二つの手術の効果はかなりすぐれているのです。様々な保存的治療、たとえば、筋力増強、サポーター、消炎鎮痛薬、ヒアルロン酸の関節内注射などを行っても、痛みが強く関節の変形が高度の方にはこの手術を受けると劇的に痛みが少なくなり、日常生活の質と量が回復します。痛みのために近所のスーパーに買い物に行くのも困難だった人が、日本全国どこへでも旅行に行けるようになる、と手術をためらう患者さんに説明します。実際に、それほど劇的に日常生活の活動性がアップします。

しかし、手術はやはり術者を選ぶ必要があります。病院を選んでも下手な医師に手術してもらうのは避けたいところです。これは後に別項で説明します。また、手術はまだ必要のない症状の初期に手術を勧め、たくさんの症例を誇っている病院も少なくありません。初期の変形で若ければ、人工関節手術の結果がよいのは当たり前です。手術が必要か、まだ必要ないかは、手術件数のノルマのないクリニックの整形外科医に相談するのもよいと思います。

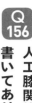

Q156 人工膝関節手術を受けても4～5年で緩くなり、車椅子の生活になると週刊誌に書いてありましたが本当でしょうか？

私がこの週刊誌の記事を取り寄せて実際に読んだときにはショックを受けました。整形外科の数ある手術の中でも、最も優れた効果をもたらす手術の一つである、人工膝関節手術のメリットはほとんど書かれず、ときどきにしか起こらない緩みのことだけが書かれ、それが医者に勧められても受けてはいけない手術の一覧表に書かれてあるからです。病院勤務医時代に私はたくさんの人工股関節手術や人工膝関節手術を行ってきました。とくに人工膝関節手術は私の一つの得意分野でもあったのでびっくりしました。私が開業前に勤務していた病院では私だけでなく10人以上の整形外科医が毎週たくさんの人工膝関節手術をしていましたが、緩みが原因で再手術になった症例は数％でした。確かに術後数年以内で緩む場合もありますが、多くの場合は10年以上経ってからです。開業してからは手術をしないので変形性膝関節症でさまざまな保存的治療で痛みが取れず、関節の変形が高度で生活に不便をきたしている患者さんには最後に人工膝関節手術を勧めます。悩む患者さんには、私の家族なら強く勧める、というように背中を押してあげることも時にはします。

私のクリニックには遠方からも相談に来られる患者さんが多く、開業後16年半で人工膝関節手術を病院に紹介して手術を受けた人は50人以上いると思います。それらの患者さんで人工関節の緩みが原因で再手術を受けた人は2人ほどです。人工股関節手術は人工膝関節手術よりも将来緩みを生じる可能性が少し高く、たまに術後数年以内に緩むこともあっても、術後10年以上経ってからがほとんどで、10年で5％ともいわれています。緩みを生じた人工股関節手術でも再手術をしてもらい、多少の不便があっても日常生活が送れるようになります。欧米の患者は手術費が高額で日本のようには簡単に人工関節手術を受けられませんが、若い人でも痛みが強ければ、そして費用がまかなえるなら人工股関節手術や人工膝関節手術を受けます。日本では将来緩むかもしれないと手術を50歳になるまで待つ傾向がありますが、欧米では20歳でも30歳でも手術を受けます。将来緩めば入れ替えればよい、高齢になってから痛みが解放されるよりは若い今こそ手術を受けて仕事や遊びをばりばりしたいと考えます。

今は手術をしなくなった私でもこの記事を読んで、悪い部分だけが書かれていることに腹が立ち、ショックを受けたのですから、日夜努力して手術の成績向上を目指している現役の整形外科医達にはもっとショックな内容だっただろうと思います。

もちろん、人工関節手術には手術による合併症があります。感染、血管損傷、静脈血栓症、神経マヒ、術中の骨折、麻酔のトラブル、人工関節の緩み、摩耗などです。それらの合併症は患者さんにはショックであり、困ったことになります。しかし１００％安全で合併症のない手術はあり得ません。そして１００％安全が求められ合併症が許されないならば、すべての外科医が手術をしなくなるでしょう。手術は保存的治療を行っても痛みが続き生活が困難な場合に行う最終手段です。しかし、手術を受けた患者さんからは、痛みが取れて感謝されることがほとんどなのです。

Q157 ある週刊誌が、腰椎椎間板ヘルニアや腰部脊柱管狭窄症の手術は医者に勧められても受けてはいけない、と書いているのを読みましたが……。

人工股関節手術や人工膝関節手術は成績がかなりよくて術後に生活能力が上がり感謝されることがほとんどですが、腰の手術はそれに比べれば成績が少し悪く、痛みやしびれが残ることもあります。腰椎は車のエンジンの中心に脊髄というコンピューターがあり、エンジンのあちらこちらから神経根が出ていくようなもので、ギアボックスを取り替えるだけの人工関節手術に比べて、取り替えることのできない脊髄や神経根を傷つけないようにエンジンを直していく必要があるのです。それゆえ、腰椎の手術の後で神経痛やしびれの後遺症が残る可能性が多少あるのです。

しかし、私は54歳で腰部脊柱管狭窄症と第5腰椎辷《すべ》り症で手術を受けて金属も入ったままですが、まったく問題なく仕事をこなし、ゴルフもしています。私の友人で腰椎の手術を受けた整形外科医も、ざっと数えて7人います。そのうち2人は2回目の手術を受けています。しかし、彼らは仕事もスポーツも普通にしています。腰痛はさまざまな部位で起こるので私のたまに起こる腰痛は湿布や消炎鎮痛薬で治しています。確かに腰椎の手術は関節の手術より複雑なので、まず診断がきっちりとできて手術が必要ならば上手にしてくれる整形外科医を選ぶ必要があります（Q58参照）。各都道府県の主要都市ならば必ず上手な整形外科医はいます。その際、患者さん同士の口コミではなく、医師の口コミで執刀医を選んでください。

Q158 内視鏡で脊椎の手術ができると聞いたので、良し悪しを知りたいのですが……。

整形外科に限らず、どんどん新しい手術法や器具が開発されています。医師は日新しい手術ができないと、取り残されるという焦りがでます。またなにか特殊な手術ができないと、世間で認められにくい傾向もあります。医療器具メーカーは新しい手術器具を次々売り出します。患者さんも昔からある、成績の安定した手術より、最新の手術に憧れ期待する傾向にあります。マスコミは、普通の手術の記事より、新しい手術法の紹介をスクープしたがります。

整形外科における関節鏡の歴史はかなり長いので成績も安定してよい手術法です。しかし脊椎に内視鏡を使って行う手術はまだまだ発展途上で、成績も安定していません。私が腰椎の手術を執刀してもらった池永稔医師は脊椎手術のエキスパートで症例数も数千例ある名医ですが、彼に内視鏡の脊椎手術のことを聞くと「内視鏡手術もできると言わないと患者さんが集まらないので資格も取っているけれど、穴をのぞきながら手術をするよりも、悪いところを開いて、そこに顕微鏡でよく見て手術する方が簡単で確実だ」と言います。5年前に私が池永医師に腰椎の手術を受けましたが、内視鏡ではなく患部を開いた手術法でした。傷はしっかりと残っていますが、結果は素晴らしいものです。小さい傷などあまり意味がありません。できるだけ筋肉や骨を傷めないことが手術には大切ですが、見えにくいまま手術をするデメリットの方が大きく、私は内視鏡で腰椎の手術を受けようとはまったく考えたことがありませんでした。

Q159 レーザーで椎間板ヘルニアが治ると聞いたのですが……。

十数年前に、腰椎椎間板ヘルニアをレーザーで治すことが流行りました。1998年、私が神戸市立医療センター中央市民病院の整形外科に勤務していた時に、この技術を導入しようと当時の部長と相談してかなり勉強しました。しかし今までのところ、異なる意見はあるものの、レーザーで治る椎間板ヘルニアの症例はある程度限られていて、若い人の軽いヘルニアにのみ実際の効果があるが、その場合はレーザー手術なしでも治る可能性が高いといわれています。結局、その病院での導入は見送りました。

レーザーは科学研究や工学には欠かせない技術で、波長を変えれば、皮膚のシミや悪性腫瘍を健康な組織を傷めずに焼き切ることができる素晴らしい技術です。しかし、整形外科の腰椎椎間板ヘルニアに限っていえば、腰椎椎間板ヘルニアの内部の髄核という柔らかい部分をレーザーで蒸散、つまり焼き切ることなのです。1970年代に、背中から細い管を椎間板まで入れて、その中に電気メスを通して、髄核を焼く手術法が開発されたことがありました。その効果結果が思わしくなく、神経などをヤケドする合併症などがあり、廃《すた》れましたが、電気メスに変わってレーザーでリバイバルしただけです。患部の色素の波長に合わせてレーザー波長を変えて焼くなら電気メスより比べものにならないほどすぐれた方法です。しかし、単に焼くだけなら、昔の方法と変わらないと、勤務医時代にレーザーによる椎間板ヘルニア手術を勉強して私は実感しました。

Q160 同じ手術をした場合、入院期間が短い病院の方が長い病院よりすぐれていますよね？

白内障の日帰り手術などが定着して、ずいぶん手術が便利で簡単に受けられる時代になりました。私の父親や祖母が白内障の手術を受けたときに見舞いに行って、ベッドの上で手術後1週間安静にしていたのを見てきたので、隔世の感です。確かに入院期間が短くなることは、手術手技の進歩のおかげもあります。しかし、整形外科の手術においては必ずしも手術手技の進歩だけで入院期間が短くなっているとは思いません。たとえば人工股関節手術や人工膝関節手術は私が勤務医の時代には術後1ヶ月くらい入院するのが平均的入院期間でした。しかしその後どんどん入院期間が短くなり、同じ手術であっても、現在では1～2週間で退院すると思います。欧米では1週間以内の退院が普通ですが、米国ならば入院費も1日20万円以上かかります。そのため、術後数日で退院せざるを得ないのです。日本でも20年くらい前から、病院での平均入院日数により病院へ保険から支払われる医療費が変わりました。平均入院日数が少ないほど病院に入る医療費が高くなります。

最近では1つの病気、手術に対して支払われる額が一定の包括医療制度ができています。これによれば、追加の医療と入院があれば、病院の収入が減る仕組みです。この制度により、病院が余計な検査や投薬をすることが減り、医療費の削減ができます。しかし、高齢者の場合はもう少しリハビリをした方がよいことがしばしばで、そのために後送病院に転院してリハビリを継続します。必ずしも入院期間が短ければよいというワケでもありません。

Q161 手術を受けるならば小さな病院より大きな病院の方が安全でしょうか?

これは場合によります。大手術なら、整形外科だけでなく同時に内科的な治療などが必要になり、また高齢者なら全身麻酔に多少危険が伴うので、医師が多くて設備も整った大病院の方が何かあったときに安心です。しかし、細やかな配慮ができないなど、大病院には大病院の問題もあります。重症患者の治療を多数行っているので、薬剤耐性病原菌が病院に存在して手術後の感染を起こしやすい可能性もあります。

逆に、小さな病院でも、たとえば私が腰椎の手術を受けた京都の相馬病院は手術場スタッフもかなりのベテラン揃いでした。私が全身麻酔で手術の体位をとる予行演習を手術場でしてもらったときに手術場の看護師さんが「慣れているのでお任せ下さい」とにこっと笑って言ってくれた言葉にとても安心したものです。開業医の私は、経営上長い間入院できないので、年末12月29日に手術をしてもらい、術後12日目には外来診療に戻りました。私が開業前に勤務していた神戸市立医療センター中央市民病院は医師、麻酔科医、看護師、設備など超一流ですが、いかんせん、公的病院なので、私の勤務医時代は年末の緊急以外の手術は12月25日頃まででした。また、いくら優秀な看護師がそろっていても、私が整形外科の手術をする度に手術についてくれる看護師スタッフが変わってしまい、もどかしく感じたことが多々あります。大病院か、小さくても特定の手術の専門病院を選ぶかは、手術を受ける人が何を優先するかに拠ると思います。

Q162 テレビによく出ている、神の手と呼ばれる外科医の手術を受けに飛行機で行こうと考えています。

最近は少し減ったかもしれませんが、一時、テレビでよく「神の手」と呼ばれる外科医が紹介されていたと思います。整形外科医ではないのですが、私の住む地域のある有名な外科医もテレビで紹介されていました。しかし、その医師に実際に手術を受けた人が必ずしも治ったかというとそうでもなかったのです。

整形外科の手術以外に関しては分からないのですが、整形外科の手術で「神の手」と言えるほど手術の技術が飛び抜けてすごい医師がいるとは考えられません。たしかに医師の器用さにはかなりの差があります。私が勤務医の時にも他の整形外科医の手術を手伝いながら、上手だなと思うときと下手だなと思うときがありました。しかし、程度の差にすぎません。頚椎《けいつい》や腰椎の脊椎手術も人工関節手術も上手な整形外科医は日本全国にたくさんいます。テレビで紹介されたからと行ってわざわざ遠方に飛行機で受診して手術を受ける必要はありません。遠方での手術は費用も時間もかかって大変です。人工股関節手術ならば、神戸にも上手な整形外科医が何人もいます。もともと人工股関節手術や人工膝関節手術はある程度経験を積めばさほど難しい手術ではありません。無名でも上手な整形外科医はたくさんいます。ただ、やはり経験とコツが必要で、ある程度経験を積んだ整形外科医に手術を受ける方がうまくいく確率が高くなります。

Q163 手術を受けて結果がよくないときはどうすればよいでしょうか？

これは大変難しい問題です。開業してから16年余の間に、ほかの病院で様々な手術を受けて結果が思わしくなく、私のクリニックに相談に来る患者さんが多数いました。一番多いのは脊椎手術です。他の手術と異なり、脊椎の手術で結果が悪いと、手足のしびれやマヒが残ってしまうからです。ある病院で腰椎の手術を受けた結果、両下肢のしびれが手術前より悪化したのに、執刀医が手術はうまくいった、と取り合ってくれない、というような相談です。手術はどのようなエキスパートがしても、確率は低いものの、ある一定の割合で感染などの合併症や下肢の神経マヒがおこります。脊椎の手術でしびれやマヒが残ると、患者さんの生活力が低下し、精神的にもダメージが大きいので大変です。手術で血管や神経を誤って切ってしまって死亡したり下半身マヒを残す場合は大問題ですが、ちゃんと上手に手術をしたはずなのに、術後にマヒが生じたりしびれが残ることがあり得るのです。

この場合、執刀した医師の性格によりますが、後々その患者さんをよく診てあげる医師と、冷たくつっけんどんにして、別の病院に行くように仕向ける医師がいます。私のクリニックに手術の結果がよくなくて来院する患者さんは後の方なのですが、この場合はなんとかなる場合とならない場合があります。うまくいけばよいのですが、よくならない場合は大変です。開業後最初はそのような困っている患者さんをなんとかしたいと思っていましたが、しびれやマヒが治らず、延々と前医の愚痴を言われると私も困りはてました。残念ながら最近は2～3年以内に他院で手術を受けてよくならない患者さんに関しては、元の病院でよく相談してください、と丁寧にお話をして帰ってもらいます。5年以上経ってから新たに生じたしびれやマヒならば、手術は成功したものの、その後に同じ部位か別の部位にまた問題が生じたと考えて一から治療を始めます。

整形外科の手術は大多数は成功しても、少数例うまくいかないことがあり、その人にとっては結果的に手術を受けなければよかったことは確かです。あるいは別の病院で別の整形外科医に手術をしてもらえばよかったともいえます。それゆえ、私のクリニックに通院している患者さんには、くれぐれも手術をする場合は私に相談して執刀医を選ぶようにと説明していますが、ときどき、私に相談なく患者さん同士の口コミで他院で手術を受けて帰ってくる患者さんがいます。たいていはうまくいっていますが、少数例結果が思わしくない場合があります。

手術を受ける場合は、前にも説明しましたが、患者さん同士の口コミよりも医師の口コミを信用してください。患者さんの手術の体験は自分がよかったから、という1例の成功体験だけのことが大半です。手術してもらった病院の外来には手術を受けて成功した患者さんがたくさんいるかも知れませんが、うまくいっていない患者さんは冷たくされ、別の病院をさまよっている可能性があります。医師ならば内情を知っていることが多いので、どの整形外科医が本当に手術が上手で、うまくいかない場合でもきっちりフォローをしてくれるかを知っています。手術に関してはマスコミも当てになりません。かかりつけの医師に相談してください。

個々の病気についての質問や疑問

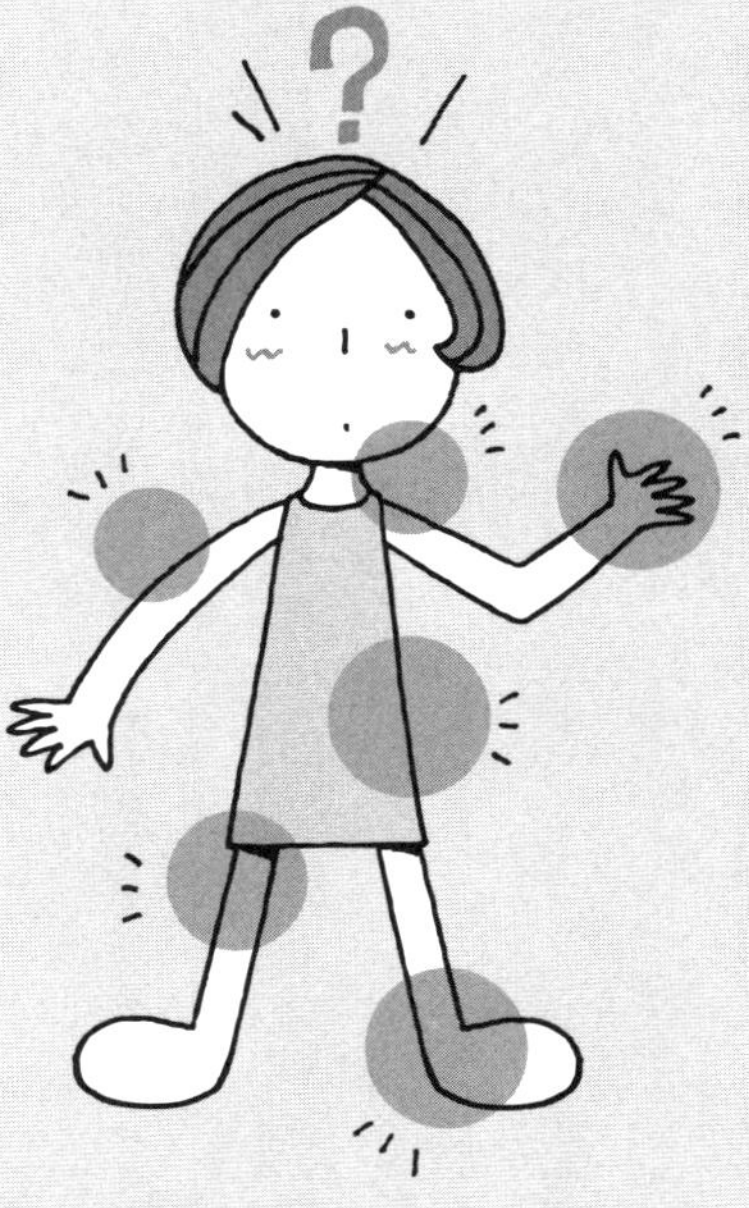

Q164 打撲はどうすればよいのですか？

打撲は打ち身ともいわれ、体が何かとぶつかったときに皮膚や皮下組織が損傷する状態です。多くは内出血や腫れ・痛み・熱感を伴います。頭部や胸部・腹部の打撲の場合は脳や内臓に損傷が及んでいないか注意が必要です。手足の場合でもなかなか治らないときは骨や関節や神経あるいは筋肉の損傷があることもあり、専門の整形外科を受診してください。

打撲の程度にもよりますが、数日から数週間、ひどい場合は3～4週間痛みや腫れが続くこともあります。打撲して最初は冷やすのが原則です。血管が切れて内出血しているので、冷やして血管を締めて少しでも痛みと腫れを抑えるようにします。その際、冷やしすぎによる凍傷を防ぐため、氷水の袋や冷たい水で濡らしたタオルで、数十分冷やして休むことを繰り返します。多くの本には2～3日間冷やすようにと書かれていますが、ずっと冷やし続ける必要はなく、熱感があれば適宜冷やすくらいにしましょう。2日目あるいは3日目に腫れのピークが過ぎたら、次は反対に温めて血行をよくしたほうが腫れも痛みも組織の損傷も早く治ります。症状に応じて湿布や消炎鎮痛のクリームや経口薬を組み合わせて使います。

たとえば、膝頭を打撲したときは膝蓋腱《しつがいけん》も傷んでいるので、1～2日間は膝の屈伸を控えます。ケガ自体の痛みは徐々に治まりますので、逆に徐々に膝を曲げたり伸ばしたりの運動療法を始めます。打撲後2～3日から少しずつ動かしたほうが安静期間を取りすぎるより早く治ります。

Q165 捻挫したのですが、安静にしていればよいでしょうか？

捻挫は骨と骨とをつなぐ関節がねじられ、骨以外の靱帯《じんたい》を含む関節包や筋肉などの軟部組織が多かれ少なかれ断裂した状態です。最近では靱帯損傷と捻挫は区別することも多いようです。さらに関節面がずれたり、外れたりした場合はそれぞれ亜脱臼、脱臼といいます。

まず整形外科でX線検査を受け、骨折がないことを確認します。捻挫では靱帯や関節のカプセルが傷ついていますから、最初は安静、固定が必用です。年齢や症状の程度によって、固定期間は数日から数週間まで異なりますが、着け外しのできる装具やギプスで固定します。固定・安静の後に硬くなった靱帯などを柔軟にする体操、いわゆるリハビリテーション（リハビリ）が必要です。はじめはゆっくり、徐々にしっかりと関節を自分で動かします。固定、安静、そしてリハビリをして完成です。最初は安静が必要でも、途中からは動かして治すようにしましょう。

捻挫や靱帯損傷は最初にきっちりと固定しないと靱帯などが伸びたままになります。すると、関節に緩みを生じて、少しひねっただけでも踏ん張りがきかずにまた捻挫することがあります。これがいわゆる「捻挫がくせになっている」状態です。緩みの程度が軽い場合はリハビリでかなり改善されますが、緩みが重度の場合は放置すれば将来、変形性関節症をきたすことがあるので、靱帯再建術などが必要になります。何事も最初が肝腎です。整形外科で診断してもらい、しっかりと捻挫の治療をしましょう。たかが捻挫とあなどるなかれです。

Q166 脱臼はどうすればよいのですか？　突き指は引っ張って治すのですか？

骨と骨をつないで動く部分を関節といいますが、本来あるべき骨同士の位置がずれる状態を脱臼といい、完全にずれる完全脱臼と一部関節面が合っている不完全脱臼（亜脱臼）があります。原因としてケガによる場合と何かの病気による場合があります。関節の外観が異常であったり、関節が動きにくく、ふだんなら動くところがバネのように戻ってしまうような状態になります。

ケガが原因の場合は血管や神経の損傷を起こさないように早急に整復する必要があります。また、脱臼したまま日時が経過すると元に戻らなくなります。整復後は適宜関節を固定して再脱臼を防ぎ、破れた関節包や靱帯《じんたい》が修復されるのを待ちます。それぞれの脱臼の程度や部位に応じて固定期間を考慮し、固まらないよう、徐々に屈伸をして関節を動かすリハビリをします。

ケガが原因でない場合、先天性のものや病的なもの、たとえば麻痺があって筋力が低下して肩関節が緩んで脱臼したり、関節液がたまりすぎて関節面がずれる場合などがあります。このようなときはそれぞれの病気を治す必要があり、整形外科を受診してください。

突き指を引っ張って治すという方法が以前ありましたが、間違いです。これは指の関節が脱臼している場合に引っ張って戻すことからきている誤解だと思われます。突き指では、捻挫も脱臼も骨折もあります。整形外科でX線をとり、それぞれの症状に応じた固定や、時には手術が必要です。よほど軽い場合以外はぜひ整形外科に相談してください。

Q167 腱鞘炎《けんしょうえん》とばね指は違う病気ですか？ 腱鞘炎と腱炎は違う病気ですか？

通常、筋肉は腱になり骨に付着します。筋肉が収縮して腱を介して関節を動かすために腱には大きな力が集中し、腱の使いすぎによる疲労や炎症が起こります。これを腱炎といいます。また腱には腱鞘《けんしょう》というトンネルのような組織に取り囲まれている部位があります。刀の鞘《さや》と刀身のようなイメージです。この腱と腱鞘がこすれて痛みを生じるのがいわゆる腱鞘炎です。さらに腱が腫れて腱鞘内をすべるときに引っかかってカクカクとなる状態をばね指と言います。腱炎も腱鞘炎も腱や腱鞘があるところではどこでも起こりえます。多くの場合、使いすぎによる炎症です。

腱炎も腱鞘炎も予防や治療の原則は同じです。なるべく同じ動作を長くは続けない、あるいは途中で休んだり、ストレッチをしながら動かすことが大切です。筋肉と同様、よほど痛いときは安静も必要ですが、動かして使う組織なので痛みがあっても少しずつ動かすことが大事です。

痛みの程度に応じて湿布やクリームを使いますが、腱炎や腱鞘炎には飲み薬の消炎鎮痛薬はあまり効果がありません。糖尿病や緑内障などがなければ、ケナコルトAなどの懸濁性ステロイドホルモンを少量、腱の周囲や腱鞘内に注射すれば、炎症や痛みが早く少なくなります。ただし、ステロイドホルモンは腱や腱鞘の組織を弱くする副作用もあるので、同じ部位に何度も注射をしないように注意します。少なくとも2～3ヵ月以上間隔をあけて1年間に3回以内に回数を制限して注射するようにします。

Q168 痛風とはどのような病気でしょうか? 発作はないのですが、高尿酸血症といわれましたが、放置して大丈夫でしょうか?

食べ物の中にあるプリン体が体内で代謝されて尿酸ができます。痛風はその尿酸の結晶が組織に沈着していろいろな症状をきたす病気です。男性が女性より圧倒的に多いのですが、これは女性ホルモンに尿酸の排泄をうながす効果があるためといわれています。しかし最近では中年以降の女性にも時々見られます。西洋では紀元前のヒポクラテスの時代からこの病気で人々は苦しんできました。ブルボン王朝などの王侯貴族の肖像画をよくみると、足の指に結節状の盛り上がりが描かれていることがあります。当時の貴族達は毎日肉ばかりを食べていたので痛風になりやすく、死因の一つが高尿酸血症による腎機能低下といわれています。日本では明治以前にはなかった病気で、動物性タンパク質摂取や飲酒の増加など食生活が西洋風になるにしたがい増えてきました。足の親指の付け根に突然激痛と発赤と腫脹《しゅちょう》をきたすのが特徴ですが、足関節やアキレス腱、膝、外耳《がいじ》などの部位に発作が起こることもあります。一度に1ヶ所だけ症状が起こります。

血中の尿酸値が高い人は暴飲暴食を控え、肥満があれば体重をコントロールするように努力します。以前は肉食の制限が指導されていましたが、今では肉からの直接の尿酸の生成は少ないことがわかり、必ずしも肉食を制限せず、多品種をまんべんなく摂取するようにします。また、ビールよりウィスキーや焼酎などの蒸留酒の方が尿酸の生成が少ないといわれています。

以前は痛風発作時にコルヒチンを2時間おきに服用したのですが、副作用の点から現在では普通の消炎鎮痛薬を服用するようになっています。発作のある関節にステロイドホルモンを注射すると効果的です。

痛風の治療薬としては、尿酸排泄型のユリノームや尿酸生成抑制型のザイロリックなどが有名です。また尿中のpHが酸性だと尿酸の排出が少なくなるので、尿をアルカリ性にする炭酸水素ナトリウム（重曹）を同時に服用することもあります。最近は日本で開発され、より安全で有効なフェブリクという薬剤も使えるようになりました。また腎機能が悪い場合には従来のユリノームやザイロリックは使いにくかったのですが、フェブリクは軽い腎機能低下ならば使用可能です。これらの薬を服用しながら生活を改善し、血液検査を適宜行って尿酸値をコントロールします。血清尿酸値が7・0㎎／mlを越えると高尿酸血症と診断され、痛風発作が起こると痛風と呼びますが、痛風発作時は血中の尿酸が関節などに排泄されているために血液検査で7・0㎎／ml以下になることもあり、2回以上の血液検査でようやく診断が確定することもあります。尿酸値の高い人はメタボリックシンドロームの人が多く、高尿酸血症のコントロールが大切といわれています。

痛風は比較的コントロールしやすい病気です。しかし長期にわたって高尿酸血症を放置すると腎臓に尿酸結晶が沈着して腎不全を起こし透析に至ることもあるので、最近では尿酸値を6・0㎎／ml以下に保つ方がよいとされています。主治医とよく相談して、生活の仕方や薬の服用などの指導をしてもらいましょう。

Q169 偽痛風とはどのような病気でしょうか？

60～70歳以上の方に多く、痛風に似た急性関節炎を起こす疾患です。痛風性関節炎は関節に尿酸ナトリウムの結晶が析出しますが、偽痛風ではピロリン酸カルシウムの結晶が関節炎につながります。発熱や全身がだるいなどの症状を伴うこともあります。一番多く見られるのは膝関節ですが、痛風に比べて手、足、肩などの大きな関節に多い傾向があります。片側のこともあれば、両側の関節に発症することもあります。ケガをしていないのに高齢の女性の手関節や膝関節が急に腫れてきて激痛をきたす場合は、この偽痛風性関節炎であることがよくあります。

原因はよくわかっていませんが、外傷、外科手術や脳梗塞、心筋梗塞などの重い疾患によってひき起こされることもあります。

X線検査では、軟骨の石灰化が起こりやすく、膝関節では半月板の石灰化が特徴的です。顕微鏡でピロリン酸カルシウムの結晶があれば診断がつきますが化膿性関節炎との鑑別が大切です。

治療には、痛風と異なり偽痛風そのものを治す経口の薬はありません。一般的な消炎鎮痛薬や湿布を使います。急性の炎症が強く関節液が多いときは、関節液を注射で吸い取るとともに水溶性ステロイドホルモンを関節内に注入すると効き目があります。しかし、化膿性関節炎の場合はステロイドの注入はできません。2回以上偽痛風性関節炎を起こすこともあります。症状は急性で激烈ですが、治療すれば2～3日以内に痛みも腫れも少なくなる、あまり心配ない病気です。

Q170 帯状疱疹《ほうしん》とはどのような病気でしょうか？　子供にうつるのでしょうか？　口唇《こうしん》ヘルペスとは違う病気ですか？

帯状疱疹《ほうしん》は皮膚科の病気ですが、整形外科でも治療します。帯状疱疹は、小さな水ぶくれができる病気「ヘルペス」の一種でウイルスが原因です。幼少時の「水ぼうそう」が治った後にもウイルスが神経細胞の中に潜んでいて、ある時、また発症してしまうのが帯状疱疹です。ストレス、疲労、老化、抗がん剤やステロイド剤などの治療によってからだの免疫力・抵抗力が低下したときに、潜んでいたウイルスが活発になることにより生じます。水ぶくれは顔、背中から胸・腹部、手足などに、必ず左右の片側に末梢神経の走行に沿って帯状に広がります。最初は皮膚の痛みやかゆみが生じ、数日後に水疱が現れ、1週間ほどで水疱は破れ潰瘍になったりします。さらにかさぶたになって消えていきます。

以前は帯状疱疹後の神経痛がやっかいでしたが、今はとてもよい抗ウイルス薬（たとえばバルトレックス、ゾビラックスなど）が使えるようになり、怖い病気ではなくなりました。しかし、まずは精神的、肉体的に安静を心掛け、できるだけ早い時期に治療を始める方が早く治ります。皮膚科、内科や整形外科などで適切な投薬や指導を受けてください。顔面の帯状疱疹のときは、眼科や耳鼻科を受診することもあります。

病気が治まってからも神経痛が続く場合を帯状疱疹後神経痛とよび、神経が傷ついた神経障害性疼痛といわれるやっかいで頑固な痛みですが、２０１０年にリリカという非常に有効な新しい鎮痛薬が発売されました。

帯状疱疹はほとんど人にうつることはありませんが、水ぼうそうにかかったことのない人にはうつることがあります。そのため小さな子どもは近づかないようにしたほうがよいでしょう。また、帯状疱疹は一度かかると再びかかることはめったにありませんが、からだの免疫力や抵抗力が極度に低下しているときは再発することもあります。最近では関節リウマチによく効く生物学的製剤（バイオ）という薬剤がよく使われますが、この薬が免疫を抑えるために副作用として帯状疱疹をおこすことがあります。

背中や胸部の痛みだけでまだ皮膚に発疹がないときに整形外科のクリニックを受診し、X線検査で異常がなくて湿布だけをもらって帰ってから、水疱と強い痛みが出現して、あわてて皮膚科へ受診することもよくあります。整形外科医にとっても、いつも念頭に置いておく必要のある疾患です。

帯状疱疹と混乱しやすい病気に、単純性ヘルペス（単純性疱疹）があります。これが唇の周りにできると口唇《こうしん》ヘルペスといい、いわゆる「熱のはな」のことで水疱をきたす病気です。帯状疱疹へルペスと種類の違う単純性ヘルペスウイルスによって起こります。症状は帯状疱疹よりは軽いのですが、帯状疱疹はたいてい生涯一度きりで他人にはうつらないのにくらべ、単純性ヘルペスは何度も起こることがあり、また他人にもうつることがあります。整形外科の病気というより皮膚科の病気ですが、帯状疱疹と区別するために参考までに説明しました。

Q171 寝違えたのか、首スジが痛くて首を動かしにくいのですが……。

朝起きたら首が痛くて首を動かせないことがあります。朝に限らず、昼の間にでも、何かの拍子にケガもしていないのに急に首筋が痛くなり動かしにくいことがあります。このような症状を一般的に寝違えとかスジ違えといいます。原因のほとんどは寝ている間に頚椎《けいつい》の椎間関節や筋肉が炎症を起こしたことによります。寝返りを打ったときにこれらの関節や筋肉を捻挫することも一つの原因です。また前日の仕事やスポーツで首の筋肉が炎症を生じていてそれが時間とともに悪化して、朝起きて重たい頭を持ち上げて首を動かした瞬間に痛みを初めて感じるのが原因の場合もあります。昼に突然起こるときは、小さな段差を気づかずに踏み外したり、振り向いた瞬間に軽い捻挫をしたりして生じます。それ以外にも、椎間関節や筋肉に炎症が起こりえます。

2〜3日以内に痛みが少なくなり、首が動くようになれば問題がありません。治療には、適当に消炎鎮痛薬の湿布やクリームを塗って、痛みが強ければ消炎鎮痛薬を服用します。筋肉を緩める薬も併用すれば早く楽になります。トリガーポイント注射も効果があります。そして徐々に首を動かしてこわばった関節や筋肉をほぐしていきます。痛くても少しずつ動かすことが大切です。

痛みが数日以上続く場合や痛みが肩甲骨あたりにひびく場合、腕にしびれをきたすようなときは頚椎からの神経痛の可能性があるために一度整形外科クリニックを受診して下さい。頚椎椎間板ヘルニアなどの病気が原因でそれがたまたま最初に発症した場合もあります。

Q172 石灰沈着性腱炎といわれたのですが、どのような病気なのでしょうか？

いろいろな部位の腱に石灰（リン酸カルシウム結晶）が沈着して炎症を起こす状態です。特に肩関節の腱板によく起こり、手関節や股関節などにも起こります。X線写真で骨とは異なる輪郭がぼやけた雲のような白い陰影が見えたり、古い石灰沈着の影が見えることもあります。急に生じると痛みが激烈であることがほとんどです。肩をまったく動かせなかったり、手首や指を少しでも動かすと激痛が走ります。ほとんどの場合、ある日突然起こります。痛みが強くて日常生活もままならず、驚いてクリニックを受診する方が大多数です。

なぜ石灰が腱にたまるのかは、よく分かっていません。治療は、局所へのステロイドホルモンの注入が最もよく効きます。石灰の量が多い場合は注射針で吸引することもありますが、石灰量が少なければ放置しておいてもまず問題はありません。ただ、石灰量が多くて関節の動きを邪魔するときは手術で硬くなった石灰を摘出することもあります。ステロイドホルモンの注射は必ずしも必要ではなく、ロキソニンやボルタレンなどの消炎鎮痛薬と湿布で1~2日で激痛は治まることがほとんどです。その後関節の動きが悪ければ少しずつ関節を動かしていきます。

つい最近、中年の女性患者さんの手関節に石灰沈着性腱炎が生じ、注射と消炎鎮痛薬では痛みが治まらず、経口でステロイドホルモンを飲んでもらうと、痛みが軽減し、X線検査でも濃い石灰が薄れていく症例を経験しました。病気はなかなか一筋縄ではいかないと実感しました。

Q173 6ヶ月も五十肩が治っていませんが、それほど期間がかかるものなのでしょうか？

肩関節の骨や軟骨に異常を認めず、周囲の筋肉や靱帯や腱が炎症や老化や損傷（ケガ）・断裂を単独あるいは複合して生じて、肩の痛みと可動域制限をきたす病気を五十肩（肩関節周囲炎）といいます。四十肩とか五十肩とかいいますが、20代でも30代でも起こります。最近では、肩関節周囲炎の中に、腱板炎、肩峰下滑液包炎、上腕二頭筋長頭腱炎、関節包の炎症、石灰沈着性腱炎などの病気が含まれることがわかりました。肩関節周囲炎でも特に関節を包むカプセルや筋肉、腱などが固まっている状態を「凍結肩《とうけつがた》」（フローズンショルダー）といいます。

どの病気もさまざまな時期、程度があります。五十肩も初期ならば自然にあるいは軽いストレッチだけで治ることもあります。しかし、すこしこじれると、治りにくくなります。肩関節の周囲の筋肉や腱や靱帯《じんたい》が長い間痛みのために動かさないままにすると、それらが固まってしまい、長ければ6ヶ月から1年くらい患っている人もいます。

石灰沈着性腱炎の場合は痛みが激烈で初めは安静が必要でしょうが、それ以外は早くから少しずつ動かしていくことが大切です。できない運動、角度を毎日少しずつ克服することで、1週間、1ヶ月後にはかなり動くようになり、痛みも軽減してくるのです。痛みが強ければ消炎鎮痛薬を服用、湿布し、ステロイドの注射やヒアルロン酸の注射を適宜使えばリハビリが進みやすくなります。角度が改善しないときは手術が必要なこともあります。

Q174

テニス肘と野球肘はどこが違うのでしょうか?

通常のテニス肘はバックハンドテニス肘ともよび、肘の外側部分から前腕にかけて痛む病気です。しかしフォアハンドテニス肘といって、肘の内側が痛むこともあります。同じように野球肘にも内側型と外側型があり、それぞれ肘の内側と外側が痛みます。

内側型はテニス肘も野球肘も同じ原因で生じ、ゴルフ肘など、それぞれ原因のスポーツによって名前がつくだけです。スポーツをしなくても生じ、正式には上腕骨内上顆炎といいます。手首や指を曲げる屈筋の腱の部分が使いすぎで炎症が生じ、まれに腱に小さなヒビを生じます。

外側型はテニス肘と野球肘では病気の原因が大きく異なります。テニス肘ではやはり手首や指を伸ばす伸筋の腱の部分の使いすぎによる炎症や、まれですが腱の微少なヒビです。正式には上腕骨外上顆炎といいます。これに対して、野球で生じる肘の外側型は腱だけの障害ではなく、軟骨や骨が傷むことがありやや重症です。離断性骨軟骨炎ともいわれ、とくにピッチャーに多い病気です。成長期の少年の場合、上腕骨小頭(肘の外側)の軟骨に変性(離断性骨軟骨炎)を生じることがあります。離断性骨軟骨炎で遊離した軟骨片が関節内でころころ動き回ったり、かみ込んだりする場合、「関節ねずみ」といい、プロ野球選手がよくその軟骨の摘出術を受けています。

離断性骨軟骨炎になると、将来的に肘の機能障害になることがあるので、肘の外側に痛みがあれば、本人、野球部の監督、親と整形外科医とが相談して投球制限と治療を行うことが大切です。

Q175 手や足が急にひどく腫れる場合、RS3PE（アールエススリーピーイー）症候群という変わった名前の病気の可能性があるとききましたが……。

私はいろいろな病院で勤務し、開業してからもかなりたくさんの種類の病気を経験し、勉強も一生懸命してきたつもりです。拙著『痛いところから分かる骨・関節・神経の逆引診断事典』は首から足まで、整形外科を特殊な病気は除いて、ほぼ網羅するように数多くの教科書を参考にしながら書きましたが、知らなかった病気は1つか2つだけでした。それでもまだ、整形外科に限っても世の中には知らない病気があります。

今年の初め、腰痛などで前から通院していた85歳の女性が、突然両手の腫れが生じて来院しました。両手の甲だけが異常に腫れていますが、ケガなどの原因はなく、関節リウマチのように関節が腫れているのではなく手の甲がブヨブヨ腫れているのです。感染ならば両方の手が同時に感染することは滅多にないし、発熱などの全身症状もありません。関節リウマチ、リウマチ性多発筋炎、痛風、偽痛風なども考えましたが、X線写真も異常なく、リウマチ検査も正常でした。わずかに炎症を示す検査値だけが少し高い値でした。感染なら急ぐので抗生剤の点滴を毎日しながら調べたところ、RS3PE症候群という病気であることが分かり、点滴を中止し、経口でステロイドホルモンを飲んでもらうと、1週間以内に腫れは治まったのです。

この変わった名前の病気には、まだ日本名がありません。1985年に初めて見つかった、というよりはそれまでは見過ごされていた病気で、自己免疫疾患の一つだといわれていますが、詳細はまったく不明です。「予後は良好で、圧痕性浮腫（押すとくぼみができる腫れ）を伴い、リウマチの血液検査は陰性で、左右対称に手足が腫れる滑膜炎」の英語の略名です。男女におこり、60歳以上の高齢者に多く、突然ある日に手や足の浮腫をきたします。手の甲の腫れはボクシンググローブハンドともいわれるほど盛り上がって腫れます。X線検査では異常なく、血液検査でもリウマチ因子などは陰性です。わずかにCRPや血沈が高値を示す程度です。原因は不明ですが、何らかの免疫異常が起こって、血管の透過性が高まって水分が手などにたまり浮腫がおこります。この病気を知らない整形外科医が多いと思います。

予後良好と病名にあるように、ステロイドホルモンのたとえばプレドニゾロンを1日10～15mg経口で飲めば数週間以内に浮腫が軽減してきます。その後は徐々にステロイドを減らすことが可能です。

その後、男女各1名の患者さんが同じ症状で来院し、RS3PE症候群と診断して、ステロイドホルモンを飲んでもらって治しました。内科系のリウマチの世界では知られつつある病気で、今までその病気を見逃してきた可能性もあります。

しかし今年の初めに、最初の患者さんを診たときには、手の症状なので整形外科に関連があるはずなのに、自分の知識と経験を総動員しても原因が分からず、久しぶりに動揺しました。知識も経験もない病気には医師の診断がつかないものだと、つくづく自分の浅学さを痛感しました。

Q176 胸がチクチク痛むのですが、肋間神経痛でしょうか？

胸が痛む場合は、肺・心臓・食道や胃などの内科的な病気を最初に疑い、まずは内科に受診します。内科で問題ないといわれれば整形外科を受診します。肋間神経は肋骨に沿って背中から少し下がりつつ胸の方に分布します。肋間神経痛があれば両方あるいは片方の背中から胸にかけて線状に痛みが走ることもありますが、多くの場合はどこか1点の部位でチクチク痛みます。また胸が締め付けられる、という症状もあります。肋間神経痛は肋骨や肋間筋のケガや炎症とは異なり、体を動かしたりひねったりして痛みが強くなることはあまりなく、動きに関係なくじっとしていてもチクチク、ズキズキ痛みを感じることが特徴です。肋間神経痛は案外多い病気で、胸椎にヘルニアや変形などの原因がなくてもしばしば起こります。頚椎《けいつい》から出て腕に分布する頚神経や腰椎から出て、下肢に分布する大腿神経・坐骨神経の痛みならば整形外科医なら診断がつきやすいのですが、同じ脊椎の胸椎から出る肋間神経痛を見逃すことがあります。肋間神経痛がとくに原因がなくてもよくある病気だと知って診断すれば容易に診断ができて、神経痛の薬などを飲んでもらえば痛みが軽減するのですが、神経痛と診断しないで治療すれば薬がまったく異なり、痛みが治らないことがあります。整形外科医が肋間神経痛がありふれた病気であることを知っていれば、診断が簡単にできて治療も適切にできます。数ヶ月も痛みに悩んだ患者さんが、リリカなどの神経痛の薬で痛みが短い間に和らぐことがよくあるのです。

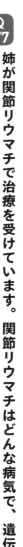

Q 177 姉が関節リウマチで治療を受けています。関節リウマチはどんな病気で、遺伝するのでしょうか？

関節リウマチとは体の多くの関節に炎症が起こり、関節が腫れて痛む病気です。長い期間進行すると関節の変形と機能障害が起こってきます。日本では約70万人の関節リウマチの患者さんがいるといわれ、特に女性患者は男性の4～6倍多い病気です。男女とも発症年齢は30歳代から50歳代が多いのですが、15歳以下や60歳以上で発症することもあります。関節リウマチの原因はまだはっきりとは分かっていませんが、免疫機構に異常が生じ、自分の体の成分を外敵と勘違いして反応する、自己免疫疾患（膠原病《こうげんびょう》）のひとつです。原因のひとつに遺伝的要素が関係しているという研究結果もありますが、必ずしも家族内で遺伝するわけではありません。一卵性双生児で遺伝子が全く同じタイプの双子の場合、片方が関節リウマチになった場合に、もう1人が関節リウマチになる確率が普通の人よりわずかに高いといわれているだけです。

最初はひとつの関節に症状が現れることもあり、進行するにつれて関節を構成する軟骨や骨が壊れ、痛みや変形が起こります。加齢による変形性関節症などと似た症状もあるので、診断には専門的な知識が必要です。また、血液検査だけでは診断できません。診断に使われるリウマトイド因子（リウマチ因子：Rf [rheumatoid factor]）は、関節リウマチではない人も約3～5％の率で陽性になり、年齢とともにその偽陽性率が上がります。またリウマトイド因子は、関節リウマチの人でも15％くらいは陰性になります。最初は専門家でも関節リウマチの診断に迷う時があります。最近はRfよりもより診断精度の高い、抗ＣＣＰ抗体（anti cyclic citrullinated peptide antibody）という検査が保険適応になり、より関節リウマチの診断の精度が上がりつつあります。

関節リウマチの活動性を調べるための検査のひとつにＣＲＰ（Ｃ反応性蛋白、C-reactive protein）があります。以前は血沈（赤沈）もよく使われていましたが、最近はＣＲＰがよく用いられます。ＣＲＰは炎症が強い時に高くなる検査です。たとえば細菌感染の肺炎にかかっている時も高値になります。関節リウマチの場合も全身でのリウマチの活動が高い時に高値になります。正常は０・６mg／dl以下です。これとは別にＭＭＰ－３（matrix metalloprotease-3）という関節内の滑膜から作られて、関節の軟骨などを破壊する酵素を調べる検査があります。これが多いと現在進行形で関節軟骨が破壊され、つまり関節の変形が進むスピードが速いことになります。このＭＭＰ－３は変形性関節症などではほとんど異常を示しません。これ以外に、臨床症状やＣＲＰなどを組み合わせて患者さんの関節リウマチの活動性を評価するＤＡＳ28などの方法が確立されつつあります。このＤＡＳ28は医師が患者さんの評価をする時によく用いる評価法です。

Ｘ線検査は、関節リウマチの診断にも治療経過にも合併症の検査にも重要な検査です。最近ではＣＴやＭＲＩや超音波エコーで診断と治療経過を見る方法も進んできています。

全国各地に関節リウマチに詳しい内科系と整形外科系専門家がいます。どちらに受診しても大きな違いはありません。

Q178 関節リウマチにはどのような治療の仕方があるのでしょうか？

関節リウマチの治療は、薬物療法が基本になります。

まず、ロキソニンやボルタレンなどの非ステロイド系消炎鎮痛薬は、関節リウマチの治療にも広く使われており、痛みや腫れを少なくしますが、リウマチそのものを治す力はありません。また、体力や免疫力が低下している場合、胃潰瘍や腎障害の副作用に注意が必要です。

抗リウマチ薬は、関節リウマチの進行を遅くできる可能性があり、この薬剤が関節リウマチの治療の中心となります。世界で一番使用されているのが、リウマトレックスという薬剤です。これ以外にアザルフィジン、リマチル、アラバ、プログラフなどがあります。

ステロイドホルモンも広い意味で抗リウマチ薬になります。もともとステロイドホルモンは関節リウマチの治療薬として最初に使われ、劇的な効果をもたらし、開発者はノーベル医学賞を受賞しました。ステロイドホルモンは抗炎症効果がとても強く、他の抗リウマチ薬が効果発現までに数ヶ月かかるのに対して短時間で効果が現れます。しかし長期に使うと副作用があります。

近年、生物学的製剤、バイオといわれる薬剤が開発され実際に使われるようになりました。注射方法や投与間隔も使い方も様々ですが、これらは劇的に関節リウマチに効果があります。

その他の保存的治療に、リハビリや装具療法があります。関節リウマチの患者さんは関節の炎症と痛みが強く、安静にしている時間が多くなります。そのままでは関節が硬くなり動きにくくなります。上手に痛みを取りながら、1日1~2回程度、体のいろいろな関節を少しでも動かす必要があります。また筋力が弱くなりがちなので、筋力維持のための体操も大切です。

股関節や膝関節の痛みがとても強く、内服薬、装具、関節注射などを試みても痛みが軽減せず、同時に関節の破壊が進行している患者さんは、人工股関節や人工膝関節の手術をすれば、痛みを軽減できます。この2つの手術は成績がかなり安定し結果がよい、素晴らしい手術法です。

関節リウマチは悪性関節リウマチという特殊な場合以外は特定疾患に認定されていません。関節リウマチの治療には薬剤費や検査費用も含めてかなりの負担がかかります。このためにリウマチ専門医の間では、使える公的社会保障、たとえば身体障害者手帳や介護保険などを患者さんにできる限り、可能な範囲で使えるようにしてあげようと考えています。手術に関しては、高額医療費制度によって、日本中誰でも人工関節であっても費用が安く受けられる、世界でもまれな優れたシステムを今のところ維持しています。それでも、生物学的製剤など、保険を使っても高額になる治療や検査を頻繁に行うために、どうしても経済的負担が大きくなります。治療費に関しても、恥ずかしがらずに遠慮しないで、あなたの住む町の役所や主治医に相談してください。

関節リウマチの患者さん本人は、全身の痛みが強く、関節の変形で日常生活が困難なことが多いので、家の中では、イスやベッドを利用し、トイレは洋式にするなど、なるべく楽に生活できるように環境を工夫します。外出先でも洋式トイレのある場所を普段から把握しておけば便利です。旅行の時は宿泊する施設などがバリアフリーになっているかどうかなど不安がありますが、後で紹介するリウマチ友の会では全国の宿泊施設の情報なども教えてくれます。

関節リウマチが中年の主婦に多いことから、家族の手前、どうしても痛みを我慢して家事などを頑張ってしまうことがあり、その後に反動が来て症状が悪化することがあります。「無理は禁物」「頑張りすぎない」ことを患者さんが自覚することと、そして何より家族や周囲がそのことを理解し支援してあげることがとても大切です。

関節リウマチは免疫系の疾患なので、免疫力を高めるためには笑うことです。ストレスはリウマチに限らずどの病気にも悪影響を及ぼします。なるべく、なんとかしてストレスを少なくするように工夫し、そして心の底から笑えるように、楽しめるような生活を心掛けましょう。落語や漫才に限らず、映画でも音楽でも読書でも、自分が好きでのめり込めるなら免疫力が回復するといわれています。友達とのおしゃべりもよいことです。関節リウマチに限らず、明るく前向きな心構えは、病気に対して抵抗力をつけます。明るく、楽しく、心安らかに、そして前向きに！

関節リウマチになったら不安でいっぱいになると思います。リウマチの患者さん達が作った「日本リウマチ友の会」（http://www.nrat.or.jp/）にぜひ入会してください。少額の年会費で、とても有意義な情報が得られます。各都道府県にリウマチ友の会の支部があります。支部に電話などで連絡すれば、居住地での評判のよいリウマチ専門医を紹介してもらえます。関節リウマチは生物学的製剤などの医学の進歩により、現在では治る可能性のある病気になりました。気の合う優しい専門医を探して、前向きに治療して下さい。

Q179 変形性股関節症といわれました。どうすればよいでしょうか？

変形性股関節症は、股関節の軟骨がすり減ったり、骨が変形をしたりする病気です。女性に多く、原因が明らかでない一次性と、原因がある二次性があります。一次性は加齢による変化と考えられます。二次性の原因には、先天性股関節脱臼、臼蓋《きゅうがい》形成不全、化膿性股関節炎、結核性股関節の骨折、ペルテス病、大腿骨頭壊死《えし》症、強直性脊椎炎など様々あります。

症状は股関節の痛みがあればまずこの疾患を疑いますが、痛みはふとももやお尻や腰の痛みであることが少なくありません。最初は腰痛の症状だけで医師に受診し、腰椎のX線写真などで異常がないと、見逃されることもたまにあります。診断の時に少しでも股関節症を疑えば、股関節のX線写真で診断がつきます。また、病状が進行すると股関節の動き（可動域）が悪くなります。跛行《はこう》（びっこ）を生じることもあります。

治療ですが、年齢や性別や関節の破壊の程度に応じて適宜行います。基本的には体重のコントロール、跳んだりする運動をしないこと、杖をつく、一度に長く歩かない、などの生活指導をします。痛みや変形がまだ少ない初期の段階では、股関節周囲の筋力の訓練や関節可動域の維持などのリハビリを行います。消炎鎮痛薬は痛みに応じて適宜使えばよいのですが、痛みを抑えすぎると関節の破壊が進んでも我慢できてしまうので、主治医と相談しながら薬を使います。人工関節手術は成績が良好で素晴らしい手術法です。主治医と経過をみながら相談してください。

Q180 変形性膝関節症といわれました。どうすればよいでしょうか？

変形性膝関節症は、膝関節が局所的に、年齢や使いすぎ、そのほか外傷や感染などの原因により変形した状態です。最初に軟骨がすり減り、進行すると骨まで変形します。

症状は膝関節の痛みと腫れなどです。初期は、動きはじめの痛みが特徴的で、長く座っていて急に立つときや階段の下りなどに多く、歩きだすとましになります。進行すると歩行時にずっと痛みを感じ、関節の曲げ伸ばしが難しくなったり、寝ていても痛みを感じるようになります。

治療ですが、肥満傾向の方はまず少しでも体重を減らすことが大切です。無理をしない、走ったり飛んだり重い物を持たない、冷やさない、ケガをしない、運動しすぎないことが大切です。ゆっくり歩いて行動するように心掛けます。関節を保温することも大切です。一番大切なのは、関節周囲の筋力を増強して関節を守る筋肉のサポーターを作ることです。

痛みが強いときは、湿布、塗り薬、短期間なら消炎鎮痛薬を使います。それでも痛ければ、ヒアルロン酸や回数を限ってステロイドホルモンの関節内注射をします。サポーターなどの装具も適宜使用すると効果的です。

保存的治療で痛みが軽減せず、関節の変形が強く、日常生活に支障があるときは手術を選びます。手術には関節鏡手術、骨切り手術や人工関節手術などがありますが、最近の人工関節は耐用年数も長くなり、確実に痛みが除かれやすいので、痛みの強い方にはお勧めです。

Q181 膝周辺の痛みで、関節軟骨が原因でない病気にはどのようなものがあるでしょうか？

たとえば、ジャンパー膝ともいわれる膝蓋腱炎《しつがいけんえん》は膝前面の膝蓋腱や大腿四頭筋腱の炎症で痛みを生じる病気です。多くはスポーツなどでの膝の使いすぎなどが原因になります。バレーやバスケットの選手に多いことから、ジャンパーズニー（jumper's knee）の名前が付けられています。

滑膜ひだ障害ともいわれるタナ障害は思春期から青年期に多く、膝前面内側に痛みを生じる病気です。膝関節の関節包の内側にもともとあるひだが関節にはさみ込まれて炎症を起こし痛みを生じます。階段などで急に引っかかった感じがして、膝の曲げ伸ばしの時に痛みを生じます。

鵞足炎《がそくえん》は膝関節内側の少し足側に痛みを生じる病気です。ふとももの後ろにあるハムストリングスといわれる筋肉の中で、ふとももの後ろの内側の筋肉が腱に変わり、膝の内側から前方に向かい脛骨《けいこつ》の内側に付着する部分を鵞鳥の足の形に似ているため鵞足と呼んでいます。この部分が炎症を起こして痛みを生じるのが鵞足炎です。

腸脛靱帯炎《ちょうけいじんたいえん》は膝の外側に痛みを生じます。股関節の外側からふとももの外側を通り、膝の外側のやや下の脛骨までつながる大腿筋膜張筋という大きな筋肉の下の方の部分を腸脛靱帯と呼びます。ランニングなどの運動のやりすぎなどでよく炎症を生じます。ランナー膝ともいわれます。

原則として、治療は原因がスポーツなら少し制限することです。湿布やクリームなどを適宜使用します。痛みが強いときはステロイドホルモンの局所注射を回数を制限しながら使います。

Q182 アキレス腱炎と足底腱膜炎《そくていけんまくえん》について教えてください。

アキレス腱炎あるいは周囲の炎症も含めてアキレス腱周囲炎ともいわれます。からだ中で大きな筋肉である下腿三頭筋の一つの頭がアキレス腱です。歩くのも走るのもジャンプするのも下腿三頭筋の筋力が必要です。そしてその力を一手に支えるアキレス腱には常に大きな力がかかっています。弱点の比喩として「アキレス腱」を使うように、ここは昔から人間の弱点でした。

治療は、運動を軽減し、湿布やクリームを使いながらストレッチなどのリハビリを行います。痛みが強いときは1～2回に限ってステロイドホルモンの局所注射をすると効果的です。頻繁に注射すると腱が弱ります。しかしなかなか症状が治まらない頑固なアキレス腱炎もあります。

足底腱膜炎は以前は踵骨棘《しょうこつきょく》ともいわれていました。足の裏の主に踵《かかと》の部分の足底腱膜《そくていけんまく》の炎症で中年の女性に比較的多く男性にもあります。足を横から見たときのアーチを弓にたとえれば足底腱膜は弦かもしれません。足の振動が頭に伝わりにくいように、ここで衝撃を吸収していますが、逆にその力が足底腱膜やその踵骨への付着部の炎症や疲労につながります。ランニングなどが原因のことも原因が特にないこともあります。いつかは治る病気です。

治療には履きやすい靴を選ぶことがまず大切です。アーチサポートあるいはインソールを靴底に敷くのが効果的です。湿布を貼ったり、痛みが強い場合にはステロイドホルモンの局所注射もかなり効きます。普段から足の指の体操をして、足底腱膜をストレッチすることが大切です。

Q183 外反母趾《ぼし》で悩んでいます。

外反母趾は足の親指付け根の関節に痛みと変形が生じる女性に多い病気です。靴が一番の原因です。特に女性の場合は先の細いパンプスでヒールが高ければ、足は靴の中で狭い先の方へずれて圧迫されます。そして親指は外反します。また若い頃は足の縦と横のアーチが保たれていますが、中年以降体重の増加や足底の筋力の低下などにより、扁平になると同時に足が横に広がり、このためさらに靴の中で圧迫を受けやすいのです。外反が進行すると、関節の内側にバニオンという滑液包ができることや親指が2本目の指の下に潜り込むような変形を生じることもあります。

外反母趾には予防が大切です。格好を気にしなくてもよいときはローヒールで先の広い靴を履くようにします。また、少し外反傾向があるときは、親指と2本目の指の間にはさむ装具を夜間だけでも装着すると外反変形の進行を防ぐ効果があります。最近では、これらの足の装具類がお店やネットショップで売られています。整形外科クリニックでも相談できます。痛みを伴う外反母趾では、装具に加えて消炎鎮痛薬の湿布やクリームを使いつつ、さらに足の甲を持ち上げて足の横広がりを矯正するためのアーチサポートあるいはインソールを靴底に敷きます。

変形が強く痛みが抑えられないときは手術が必要になります。外反母趾の手術法は数十種類あります。手術後はかなり矯正されますが、手術後も靴が大切です。先の細い靴を履くと再発します。靴の専門家であるシューフィッターか、靴のことに詳しい整形外科医に相談しましょう。

Q184 モートン病とはどのような病気でしょうか?

足指の3本目、4本目の付け根の足裏中間に、歩いたときの痛み、うずくような痛み、焼けるような痛みなどがあり、その先の3本目、4本目の向かい合う内側にしびれがみられます。人によっては、2本目と3本目、4本目と小指の間に症状が出ることもあります。

原因ですが、足の裏の内側と外側の足底神経がきつい靴などが原因で腫れて炎症を起こし痛みとしびれが出てきます。女性は男性に比べ、足のアーチ構造を支えている筋力が弱く、足が横に広がりやすいということが一因となっています。先が細くヒールの高い靴をはくことが多いことも、これに拍車をかけています。靴は、幅の狭いものや踵の高いものは、ごく短時間にとどめ、普段は足に合った幅広のローヒールにします。さらにインソール、足底板、アーチサポートを使用するのが効果的です。痛みが続くときは、炎症を抑えるクリームや湿布を使います。ビタミンB12やリリカも神経痛を抑える効果があります。

以上のような療法と併せて、ステロイドホルモンと局所麻酔薬によるブロック療法も効果的です。ブロック注射を数回すれば、炎症が治まり症状がなくなる可能性も十分あります。

何よりも自分に合った靴、痛みを感じない靴をはくことです。いくつになってもハイヒールでおしゃれをしたいと思うのであれば一層、若い時から、歩く靴とおしゃれ靴をはき分けることが大切です。私の印象では女性にはかなり多い病気だと感じています。

おわりに

小さい頃に両親からもらった『なぜなぜ事典』は当時の私の宝物でした。子供向けに書かれたその事典を何度も読み返したものです。この頃から、私は疑問に思ったことは何でも調べて答えを求めてきました。勤務医時代にも、忙しい仕事の合間を縫ってたくさんの本を読み、「植物と動物の違いとは？」「生命とは？」「老化とは？」「時間とは？」などのエッセイを当時勤務していた病院の院内雑誌に連載していました。しかし、さまざまな解説書を読んで、私なりに納得できた疑問もあれば、ますます答えが混沌とした疑問もあります。たとえば「進化の原理」については、ダーウィンの進化論だけでは全く解明できないと考えていて、現在も進化論に関する本が出版されれば買い求めていますが、やはり納得できていません。そのほか、この本でも疑問を呈した「インフルエンザに罹るとなぜ関節痛が生じるのか？」、ほかにも「芋虫からさなぎを経て蝶に変身する昆虫の完全変態の機序は？」「地球の中心は５０００度と熱いけれど46億年経っても冷めないその熱源は？」など、調べても自分自身で分からない疑問が多数あります。まだまだ私の疑問解明の旅は続きます。

本書では、皆さんが疑問に思われる整形外科に関することを、私が分かる範囲で解説したつもりですが、間違いもあれば後に理論が変わることもあると思います。その点はご寛容いただき、皆さまの温かいご指導とアドバイスをいただければ幸いです。

参考文献

井尻慎一郎『曲がる腰にもワケがある』創元社、2011 年
井尻慎一郎『痛いところから分かる骨・関節・神経の逆引診断事典』創元社、2014 年
井尻慎一郎『腰痛はガンでなければ怖くない』創元社、2015 年
井尻慎一郎「22 万回の関節内注射後の感染率とその対応」『日本臨床整形外科学会雑誌』107、pp.1－11、2015 年
井尻慎一郎「22 万回の関節内注射後の感染率とその対応——新たな調査にもとづく回答」『日本臨床整形外科学会雑誌』108、pp.153-4、2015 年
丁宗鐵『正座と日本人』講談社、2009 年
松野丈夫・中村利孝総編集『標準整形外科学（第 12 版）』医学書院、2014 年
日本整形外科学会編『整形外科学用語集（第 7 版）』南江堂、2011 年
吉野槇一『脳内リセット！ 笑って泣いて健康術』平凡社、2007 年
吉野正敏、福岡義隆『医学気象予報』角川書店、2002 年

著者略歴 ……………………………………………………………

井尻慎一郎（いじり・しんいちろう）

井尻整形外科院長。医学博士。1957年神戸市生まれ。1982年大阪医科大学卒業、1984年京都大学医学部整形外科入局、1990年京都大学大学院医学研究科博士課程入学、1994年同修了。1994年神戸市立医療センター中央市民病院整形外科副医長、1996年同病院医長、1998年同病院全体の医局長、2000年神戸市垂水区で井尻整形外科を開業。

著書に『曲がる腰にもワケがある—整形外科医が教える、首・腰・関節のなるほど話』、『痛いところから分かる骨・関節・神経の逆引診断事典』、『腰痛はガンでなければ怖くない』（共に創元社）があるほか、論文、講演、テレビ出演など多数。

知《し》りたいことがよく分《わ》かる
整《せい》形《けい》外《げ》科《か》Q＆Aハンドブック

2017年1月20日　第1版第1刷　発行
2021年6月30日　第1版第2刷　発行

著　者 ……………………………………………
井尻慎一郎

発行者 ……………………………………………
矢部敬一

発行所 ……………………………………………
株式会社 創元社
https://www.sogensha.co.jp/
本社　〒541-0047 大阪市中央区淡路町 4-3-6
Tel.06-6231-9010　Fax.06-6233-3111
東京支店 〒101-0051 東京都千代田区神田神保町1-2田辺ビル
Tel.03-6811-0662

印刷所 ……………………………………………
図書印刷株式会社

ISBN978-4-422-41093-7　C0047

創元社刊　井尻慎一郎先生の本

曲がる腰にもワケがある
——整形外科医が教える、首・腰・関節のなるほど話

単なる老化現象と思われがちな曲がる腰。しかし、それにも体を守る意外な「ワケ」がある！

四六判・236頁・本体1400円＋税

痛いところから分かる骨・関節・神経の逆引診断事典

痛みのある場所や範囲からその病因・病名などが診断できる、誰でも使える画期的な逆引き本。

A5判・224頁・本体1700円＋税

※本書との併用をおすすめします。

腰痛はガンでなければ怖くない

腰痛歴30年、自分の腰の手術もした整形外科医が教える、最新知識と正しい付き合い方。

B6判変型・208頁・本体1200円＋税